家庭服务业规范化服务就业培训指南

中国家庭服务业协会推荐

家政服务工程适用教材

母婴护理员(月嫂)

(第2版)

万梦萍 匡仲潇 主编

U0336457

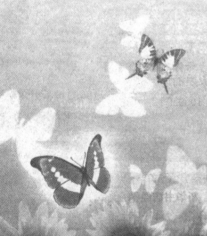

中国劳动社会保障出版社

图书在版编目（CIP）数据

母婴护理员：月嫂/万梦萍，匡仲潇主编. —2版. —北京：中国劳动社会保障出版社，2012

家庭服务业规范化服务就业培训指南

ISBN 978-7-5045-9991-9

Ⅰ.①母… Ⅱ.①万…②匡… Ⅲ.①产褥期-护理-基本知识②新生儿-护理-基本知识 Ⅳ.①R473.71②R473.72

中国版本图书馆 CIP 数据核字(2012)第 243712 号

中国劳动社会保障出版社出版发行

（北京市惠新东街 1 号　邮政编码：100029）

出 版 人：张梦欣

*

三河市华骏印务包装有限公司印刷装订　新华书店经销

787 毫米×1092 毫米　16 开本　13.25 印张　214 千字

2012 年 10 月第 2 版　2018 年 12 月第 20 次印刷

定价：28.00 元

读者服务部电话：(010) 64929211/64921644/84626437

营销部电话：(010) 64961894

出版社网址：http://www.class.com.cn

家庭服务业规范化服务就业培训指南系列丛书

丛书顾问

韩　兵：中国家庭服务业协会法人代表、副会长

刘福合：国务院扶贫办政策法规司司长

丛书专家委员会（排名不分先后）

黎学清：中国老年事业发展基金会副秘书长

万建龙：江西省就业局局长

李国泰：广西壮族自治区就业局局长

丁建龙：四川省广元市劳动就业服务局局长

石　军：北京市门头沟区妇女联合会主席

滕红琴：北京市门头沟区妇女联合会副主席

薛大苋：中国家庭服务业协会副会长兼秘书长

庞大春：中国家庭服务业协会监事会会长

李大经：中国家庭服务业协会副会长、北京市家政服务协会会长

胡道林：中国家庭服务业协会副会长、宁波市家庭服务业协会会长、
　　　　海曙81890服务业协会会长

陈　挺：中国家庭服务业协会副会长、广东省家庭服务业协会会长

李春山：中国家庭服务业协会副会长、吉林省家庭服务业协会会长

本书编写人员

主编：万梦萍　　匡仲潇

参编：(排名不分先后)

滕红琴	刘　军	张　曼	万映桃	向春丽
刘权萱	蔡定梅	孙丽平	马秀华	马德翠
杨　丽	段青民	杨冬琼	柳景章	曹　阳
谢　敏	黄　河	林友进	林红艺	段利荣
段水华	陈　丽	贺才为	江美亮	滕宝红

序　言

随着国民经济的发展与人民生活水平的不断提高，人民群众对社会化家庭服务的需求越来越旺。党中央、国务院及各级政府十分重视家庭服务业的发展，为家庭服务业的发展指明了道路。温家宝总理2010年9月1日主持召开国务院常务会议，研究部署发展家庭服务业的政策措施，其中重点提出：加强就业服务和职业技能培训。《国务院办公厅关于发展家庭服务业的指导意见（国办发[2010]43号）》提出：把家庭服务从业人员作为职业技能培训工作的重点，以规范经营企业和技工院校为主，充分发挥各类职业培训机构、行业协会以及工青妇组织的作用，根据当地家庭服务市场需求和用工情况，开展订单式培训、定向培训和在职培训。

大力发展家庭服务业，不仅可以缓解就业压力，调整经济结构，促进经济平稳较快增长，而且可以满足人们日益增长的生活服务需求。当前，我国工业化、城镇化、市场化建设加速，既给家庭服务业的发展提供了最佳机遇，也将使累积的矛盾和问题重重呈现。这就需要我们从事家庭服务业相关工作的决策者、管理者、企业经营者，开动脑筋、发挥集体的智慧，积极探索行业发展规律，改进和创新工作方法，从行业发展、管理服务入手，紧紧抓住技能培训、促进就业等多个环节，系统总结和推广各地的好经验、好做法，提升从业者的就业素质和技能水平，提升行业管理水平，走出一条符合中国实际的家庭服务业发展道路。

"家庭服务业规范化服务就业培训指南"系列丛书第一套出版后，得到社会的广泛好评，更激励了作者及时总结经验，更新培训内容。第二版除根据家庭服务业的发展情况和读者的反馈，修订、补充了部分内容，还扩充了早教师、护工、催乳师等岗位。该系列丛书吸纳国际先进的培训体系，并结合我国家庭服务业实际，以提升从业人员的服务水平、专业技能为目的，立足于学用结合，体例简明，贴近广大从业人员的实际需求，通俗易懂，操作性强；以提高家庭服务企业的核心竞争力为目的，立足于精细化、标准化管理，贴近广大企业管理人员的实际需求，高效实用。

在这套丛书即将出版之际，我真诚希望家庭服务行业的同行、家庭服务理论研究工作者和广大家庭服务从业人员，对丛书提出宝贵意见，也希望这套丛书能对中国家庭服务业的培训工作起到很好的指导作用，为国家相关部门在家庭服务政策研究、行业规范工作方面提供一定的帮助。

中国家庭服务业协会法人代表、副会长

韩兵

二〇一一年九月二十一日

目 录

第一章　母婴护理员（月嫂）岗位要求

第二章　新生儿护理

第三章　新生儿保健

第四章 新生儿疾病与意外伤害的预防和护理

第五章 产妇日常生活护理

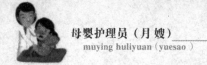

第六章　特殊产妇护理

第一章

母婴护理员（月嫂）
岗位要求

 本章学习目标：

1.了解母婴护理员的工作内容、级别。

2.了解母婴护理员的基本素质与技能要求。

3.了解母婴护理员的职业道德要求。

4.掌握母婴护理员职业工作须知。

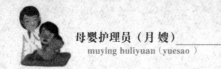
第一节　母婴护理员岗位认知

一、母婴护理员的定义

母婴护理员（月嫂）是专业护理产妇与新生儿的专业化家庭服务人员。她们肩负着一个新生命与一位母亲安全、健康的重任，有些还要料理一个家庭的生活起居。通常情况下，母婴护理员的工作集保姆、护士、厨师、保育员的工作性质于一身。

二、母婴护理员的级别

母婴护理员的工作内容比较单一但又较为繁杂，要求从业者有极强的责任心。按照服务技能，母婴护理员通常被分为初级、中级、高级三个级别。

（一）初级母婴护理员

定位初级的服务人员应具备以下技能：

（1）指导哺乳、喂养（母乳、人工、混合喂养）。

（2）为新生儿洗澡、穿衣、换洗尿布。

（3）新生儿衣物、奶具、用具的清洗及消毒。

（4）在发现新生儿异常情况时及时报告，能处理轻微外伤和烫伤。

（二）中级母婴护理员

定位中级的服务人员应具备以下技能：

（1）新生儿抚触，测量体温和体重，观察大小便、口腔、黄疸，脐部的护理。

（2）红臀、尿布疹、发热、腹泻、便秘、啼哭等疾病的观察及护理。

（三）高级母婴护理员

定位高级的服务人员必须具备以下技能：

（1）进行新生儿的早期智力开发和启蒙训练。

（2）为新生儿做被动操。

其中，高级别的母婴护理员必须掌握低级别人员的技能。

三、母婴护理员岗位职责

母婴护理员的服务对象主要是新生儿和产妇，新生儿的护理约占80%，产妇的护理约占20%，服务的内容以月子护理为主。

（一）新生儿的护理

（1）母乳喂养指导，做到早开奶、早接触、早吸吮和按需哺乳，熟练完成婴儿喂养（母乳、人工、混合喂养）。

（2）清洁消毒用具，换洗婴儿尿布及衣服。

（3）为婴儿洗头、洗澡，做面部、脐部、臀部护理。

（4）适时给婴儿做抚触和被动操，开展新生儿早教。

（5）观察婴儿大小便，观察婴儿有无身体异常，及时提醒，协助治疗。

（6）照顾婴儿夜间睡眠和饮食。

（二）产妇的护理

（1）指导乳房护理（早开奶，协助产妇对乳汁淤积的排空，乳房肿胀的按摩）。

（2）根据产褥期营养需求，安排膳食计划，指导产妇饮食，促进早下奶。

（3）帮助产妇下床，指导产妇早期适度运动，利于产妇恶露排出，促进身体恢复。

（4）做好产妇产后心理疏导，协助度过母婴磨合期，预防产后抑郁。

（5）帮助产妇清洁伤口，给产妇擦身、换洗衣物。

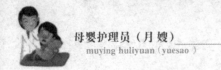
第二节　母婴护理员的任职要求

一、母婴护理员的素质要求

（一）良好的道德品质

一个人道德品质差，自私自利、虚伪狡猾，就不会有好的精神面貌，更不可能给人留下良好的印象。良好的道德品质，首先是要诚实。诚实是做人的基本品质，应做到表里如一，使人信赖。有的服务人员为了获得别人的好感或满足自己的虚荣心，故作姿态，表现虚伪，这虽然可能一时获得别人的好感，但最终必将因为虚伪而被大家疏远。其次是有正义感。在生活中，要一身正气，不惧邪恶，刚直不阿。

（二）健康的身体

因为要与孕产妇和婴儿密切接触，母婴护理员的健康往往成为雇主最关心的问题。所以，从事母婴护理工作，必须具备相关的体检证明。

（三）具备相应的技能

一般来说，母婴护理员必须经技能培训合格后才能上岗，培训内容主要包括产妇护理和新生儿护理两部分。产妇护理知识：如产妇的饮食特点及营养搭配知识、产妇起居特点及护理知识、产妇常见病与应对措施等，另外，还要学会教产妇如何做产妇操等；新生儿的护理知识：如了解新生儿的生长发育特点，新生儿常见病及预防（如湿疹、红臀、脐带炎等），新生儿抚触知识等。

（四）良好的人际沟通能力

月子护理工作需要与家庭人员打交道，这就要求母婴护理员不断提高语言表达能力，学会与家庭成员友好相处，在工作中做到以诚相待，善于与他人协作完成任务，以取得他人的信赖和配合。

二、母婴护理员的职业道德

职业道德是指从事一定职业的人们，在其特定的工作或劳动中所应遵循的带有职业特点的道德规范的总和。对于母婴护理员职业，其基本职业道德要求有以下两个方面。

（一）强烈的工作责任感

要有条不紊地做好本职工作，设身处地地为雇主着想，让雇主对自己工作满意，解除雇主的后顾之忧。

（二）对工作有耐心，对人有爱心

对每一个人来说，能做到真诚热心地对待所服务的对象，则会受到他人的欢迎。相反，如果虚情假意，言行不一，不尊重他人，甚至恶语伤人，这些都会使人感到你不能与人为善，而不愿与你相处。

母婴护理员用自己的善良与爱心真挚地为雇主服务，一定会得到雇主的尊重和欣赏。

三、母婴护理员的仪表礼仪

注重仪容仪表、礼节礼貌，有助于母婴护理员更好地开展工作。

（一）整体仪表

一个人的仪容仪表是很重要的。作为一个合格的母婴护理员，要关注自己的整体仪表，具体要求是：

（1）面部洁净，经常梳洗头发，不要有头皮屑，发型要大方，不得使用有浓烈气味的发乳及香水。

（2）不准浓妆艳抹，需要时可化淡妆，不涂指甲油，不穿过分暴露、紧身、艳丽的衣服。

（3）注意要勤洗手，经常洗澡，手指甲和脚趾甲应保持短而洁净，经常更换内衣。

（4）鞋要保持整洁。

（5）饭后漱口，保持口腔清洁、无异味。

（6）与人交流时经常保持微笑，表情和蔼可亲。

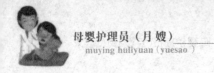
（二）体态礼仪

1.站姿

站立应挺直、舒展，要给人一种端正、庄重的感觉。不要歪脖、扭腰、屈腿，尤其是不要蹶臀、挺腹。

2.坐姿

入座时动作应轻而缓，不可随意拖拉椅凳，身体不要前后左右摆动，不要跷二郎腿或抖腿。并膝或小腿交叉端坐，不可两腿分开过大。

3.走姿

与雇主或长者一起行走时，应让雇主或长者走在前面；并排而行时，应让他们走在里侧。不要将双手插入裤袋或倒背着手走路。

4.目光

目光要温和，忌讳歪目斜视。

5.手势

手势是人们交往时最有表现力的一种"体态语言"。能够合理地运用手势来表情达意，会为形象增辉。

母婴护理员应该避免的错误手势：

✓在工作中，用手指对着别人指指点点。

✓随便向对方摆手，这种动作是拒绝别人或极不耐烦之意。

✓端起双臂的姿势，往往给人一种傲慢无礼或看别人笑话的感觉。

此外，还应避免以下不良的动作习惯：

✓反复摆弄自己的手指，有不尊重他人的感觉。

✓手插口袋，会给人心不在焉的感觉。

✓当众搔头、挖耳鼻、剔牙、抓痒、搓泥、抠脚等，都是极不文雅的动作。

（三）礼貌礼仪

母婴护理员在雇主家服务时应注意以下礼貌礼仪：

（1）客人来到时，要主动为客人让座，主动为客人提物，为客人准备拖鞋，并主动为客人沏茶（茶水七分满）；客人离去时，要主动为客人开门欢送。

（2）客人或雇主讲话时要用心聆听，不可插嘴、抢话，不得与客人或雇主争论，更不可强词夺理。

（3）切忌在他人或食物前咳嗽、打喷嚏，口中有异物及吐痰应去洗手间。使用洗手间时务必将门反锁以免发生误会，用过的卫生巾要用纸包起来再投进垃圾袋内，用过厕所切莫忘记冲洗及洗手。

（4）不得穿睡衣及较暴露的衣服在客厅走动。不要在厨房、客厅梳头，吃饭时应少说话，与他人说话应保持80厘米以上的礼貌距离。

（5）要给雇主及家人更多的私人空间，雇主家人在谈话、看电视时，要主动回避。

（6）不要参与雇主家庭成员的议论，不要相互传闲话，不可搬弄是非。要尊重雇主的家庭隐私，雇主家的任何家庭事情不得告诉他人。

（7）如雇主要求自己入席就餐，必须将所有餐务工作做完方可就餐。

（8）要学用礼貌用语，如您好、谢谢、再见、不客气、没关系等。对女主人要称呼小姐、太太、阿姨等；对男主人要称呼先生、叔叔、大伯等，不可直呼其名。

四、母婴护理员必知法律知识

（一）公民的权利和义务

1.公民的权利

我国现行宪法规定了公民享有广泛权利和自由，主要有：

（1）在法律面前人人平等。

（2）选举权和被选举权。

（3）言论、出版、集会、结社、游行、示威的自由。

（4）宗教信仰自由。

（5）人身权。任何公民，非经人民检察院批准或者决定或者人民法院决定，并由公安机关执行，不受逮捕。禁止非法拘禁和以其他方法非法剥夺或者限制公民的人身自由，禁止非法搜查公民的身体。

（6）人格权。禁止用任何方法对公民进行侮辱、诽谤和诬告陷害。

（7）通信自由。

（8）批评、建议、申诉、控告、检举权。

（9）劳动就业和获得社会保障的权利。

（10）受教育的权利。

（11）对妇女、未成年人、老年人等特殊主体权利的保护等。

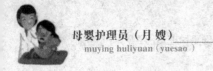

2.公民应履行的义务

我国现行宪法规定了公民应履行的义务，主要有：

（1）维护国家统一和全国各民族的团结，维护祖国的安全、荣誉和利益。

（2）遵守宪法和法律，保守国家秘密，爱护公共财产，遵守劳动纪律，遵守公共秩序，遵守社会公德。

（3）依照法律服兵役和参加民兵组织。

（4）依法纳税。依法纳税是公民应尽的一项基本义务。

（5）计划生育。

（6）参加劳动和接受教育。劳动和受教育既是公民享有的权利，也是公民应尽的义务。

（二）劳动法常识

劳动法是调整劳动关系以及与劳动关系密切相联系的其他社会关系的法律规范的总称。母婴护理员需要重点掌握的是劳动合同方面的知识。只有掌握这些方面的知识，母婴护理员才能在签订和解除劳动合同时，做到心中有数、知法守法，维护自身合法权益。

1.有关劳动合同方面的知识

母婴护理员要明确劳动合同的定义。即劳动合同，是劳动者与用人单位确立劳动关系、明确双方权利和义务的书面协议。

建立劳动关系应当订立劳动合同。劳动合同的主体，一方是劳动者，另一方是用人单位。劳动合同的内容在于明确双方在劳动关系中的权利、义务和违反合同的责任。劳动合同是诺成性的、有偿的双务合同。

（1）劳动合同的形式。劳动合同的形式是指订立劳动合同的方式。劳动合同的形式一般有书面形式和口头形式两种。

（2）劳动者提出解除劳动合同的时间要求。母婴护理员要与家政公司解除劳动合同时，要了解相关知识，做到知法办事，从而可以保护自己的权益不受侵犯。母婴护理员要了解提出解除劳动合同的时间要求，做到知法守法。其具体包括两方面：

提出解除劳动合同的时间要求

序号	时间	说明
1	预告解除	劳动者解除劳动合同,应当提前30日以书面形式通知用人单位。劳动者无需说明任何法定事由,只需提前告之用人单位即可
2	无需预告解除	劳动者不需要预先告知用人单位,只需具备法律规定的正当理由,劳动者可随时通知用人单位解除劳动合同。在无需预告解除中有下列情形之一的,劳动者可以随时通知用人单位解除劳动合同: (1)在试用期内的 (2)用人单位以暴力、威胁或者非法限制人身自由的手段强迫劳动的 (3)用人单位未按照劳动合同约定支付劳动报酬或者提供劳动条件的

(3)用人单位不得解除劳动合同的条件。母婴护理员要掌握用人单位不得解除自己的劳动合同的条件。

《劳动法》第二十九条规定:劳动者有下列情形之一的,用人单位不得依据本法第二十六条、第二十七条的规定解除劳动合同:

——患职业病或者因工负伤并被确认丧失或者部分丧失劳动能力的。

——患病或者负伤,在规定的医疗期内的。

——女职工在孕期、产期、哺乳期内的。

(4)解除劳动合同的经济补偿。母婴护理员要掌握解除劳动合同时所应得的经济补偿的条件与方法,才能做到心中有数。其定义是指因解除劳动合同而由用人单位给予劳动者的一次性经济补偿。根据《劳动法》规定,其具体的补偿方法如下:

解除劳动合同的经济补偿

序号	条件	补偿方法
1	当事人协商一致,用人单位解除劳动合同	用人单位根据劳动者在本单位工作的年限,每满1年发给其相当于1个月工资的经济补偿金,但最多不超过12个月。工作时间不满1年的按1年的标准发给经济补偿金

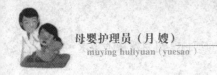

续表

序号	条件	补偿方法
2	劳动者不能胜任工作	劳动者不能胜任工作，经过培训或者调整工作岗位后仍不能胜任工作的，用人单位要解除劳动合同的。用人单位应按其在本单位的工作年限，每满1年发给其相当于1个月工资的经济补偿金，最多不超过12个月
3	劳动者患病或者非因工受伤	劳动者患病或者非因工受伤，经劳动鉴定委员会确认不能从事原工作，也不能从事用人单位另行安排的工作而解除劳动合同的，用人单位应按其在本单位的工作年限，每满1年发给其相当于1个月工资的经济补偿金，同时还应发给其不低于6个月工资的医疗补助金。患重病或者绝症的，还应增加医疗补助费。患重病的增加部分不低于医疗补助费的50%，患绝症的增加部分不低于医疗补助费的100%
4	因客观原因或用人单位破产	因为客观原因劳动合同解除的，或者用人单位因破产整顿、生产经营状况严重困难必须裁员的，用人单位应按劳动者在本单位的工作年限，每满1年发给其相当于1个月工资的经济补偿金。用人单位解除劳动合同后、未按规定给予劳动者补偿的，除全额发给经济补偿金外，还需要按经济补偿金的50%支付额外经济补偿金

2.母婴护理员在签订合同时的注意事项

在家政服务领域，由于法律和制度的欠缺，存在一些不规范的情况。现实中，既有员工式的家政服务公司与母婴护理员签订劳动合同，又有劳动者经过中介组织或者直接与雇主签订雇佣劳动合同的情况。这两种不同的情况适用的法律有所不同，因此母婴护理员必须注意：

（1）母婴护理员与家政公司签订的劳动合同。员工式的家政公司（即母婴护理员是家政公司的工作职员的企业形式）从性质上应认定为向社会提供家政服务劳务的赢利企业。母婴护理员同家政公司之间签订的必须是书面劳动合同。该劳动合同的一方是家政公司，另一方是家政服务人员。双方应就合同的必备条款写清楚，包括劳动合同期限、工作内容、劳动保护和劳动条件、劳动报酬、劳动纪律、劳动合同终止条件、违反劳动合同的责任。这样在产生纠纷之后，有利于分清双方的权利和义务，从而确定责任的划分，便于解决纠纷。

（2）母婴护理员直接与雇主签订的合同。现实生活中，有一些家政服务中介组织,通过给母婴护理员联系服务的家庭,收取介绍费。母婴护理员可以通过中介组织与雇主签订雇佣劳动合同,或者母婴护理员直接同雇主签订劳务合同。按照《劳动法》的规定,劳动者自己或者通过家政服务中介与雇主直接签订的劳务合同不属于《劳动法》的调整范围,属于一般的雇佣合同,按照《民法通则》和相关的司法解释来解决。

这种情况下,母婴护理员与雇主之间可能签订书面合同,也可能只是口头劳动协议,两种形式都可以。但是,口头协议在发生纠纷之后往往因无书面证据,不能很好地分清事实、解决纠纷,从而很难保护当事人的利益。所以,应该倡导签订书面合同,以书面的形式明确各自的权利和义务,以防患于未然,进而减少纠纷发生。母婴护理员和雇主之间有口头劳务协议,产生纠纷后雇主不承认的,只要存在家政服务的事实就可认定为事实合同,来确认双方的权利和义务关系。

3.家庭服务中服务人员所受损害的赔偿

社会中风险无处不在,家政服务也存在风险。2003年在深圳,一名保姆在给雇主擦窗子时从楼上摔下,摔断了腰椎,造成高位截瘫。这种伤害是严重的,当然还有其他的各种各样的伤害。母婴护理员受到伤害如何获得赔偿?这和劳动服务合同的性质紧密相连。

(1)家政公司的服务员工受损的赔偿。家政公司和服务人员签订有合法的劳动协议,应该以《劳动法》的规定处理。家政公司应该给员工上工伤保险,出险之后由保险公司负责理赔。2004年1月1日实施的《工伤保险条例》第二条第一款、第二款规定:"中华人民共和国境内的各类企业、有雇工的个体工商户(以下称用人单位)应当依照本条例规定参加工伤保险,为本单位全部职工或者雇工(以下称职工)缴纳工伤保险费。中华人民共和国境内的各类企业的职工和个体工商户的雇工,均有依照本条例的规定享有工伤保险待遇的权利。"由此可见,家政服务公司必须为其员工缴纳工伤保险费。

(2)非家政公司的服务员受损害的赔偿。现实生活中,母婴护理员通过中介组织或者直接与雇主签订书面或者口头劳务合同,形成的劳务关系并不能由《劳动法》调整。这种情况下,母婴护理员在工作中受到损害,应该按照雇工的相关规定来处理。依据最高人民法院颁布2004年5月1日施行的《关于审理人身损害赔偿案件适用法律若干问题的解释》第十一条第一款规定:"雇员在从事雇佣活动中遭受人身损害,雇主应当承担赔偿责任。雇佣关系以外的第三人造成雇员人身损害的,赔偿权利人可以请求第三人承担赔偿责任,也可以请求雇主承担赔偿责任。

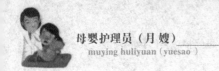

雇主承担赔偿责任后,可以向第三人追偿。"该条第三款规定:"属于《工伤保险条例》调整的劳动关系和工伤保险范围的，不适用本条规定。"也就是说，家政公司的员工之外的直接给雇主服务的母婴护理员受到人身损害，必须由雇主承担赔偿责任；由第三人的原因造成雇员损害的，雇员可以选择由雇主或者第三人承担赔偿责任；雇主承担责任后，可以要求第三人赔偿自己的损失。

（三）妇女权益保障法常识

母婴护理员有许多时间都要和妇女打交道，而且母婴护理员中主要是女性。因此，母婴护理员了解和学习这方面的知识尤为重要，可以适时地保护好自己的合法权益。

1.妇女享有哪些人身权利

妇女权益保障法规定，国家保障妇女享有与男子平等的人身权利。

（1）妇女的人身自由不受侵犯。禁止非法拘禁和以其他非法手段剥夺或者限制妇女的人身自由；禁止非法搜查妇女的身体。

（2）妇女的生命健康权不受侵犯。禁止溺、弃、残害女婴；禁止歧视、虐待生育女婴的妇女和不育妇女；禁止用迷信、暴力手段残害妇女；禁止虐待、遗弃老年妇女。

（3）妇女的肖像权受法律保护。未经本人同意，不得以营利为目的，通过广告、商标、展览橱窗、书刊、杂志等形式使用妇女肖像。

（4）妇女的名誉权和人格尊严受法律保护。禁止用侮辱、诽谤、宣扬隐私等方式损害妇女的名誉和人格。

2.妇女合法权益被侵害时应怎么办

妇女权益保障法规定，妇女的合法权益受到侵害时，被侵害人有权要求有关主管部门处理，或者依法向人民法院提起诉讼。

妇女的合法权益受到侵害时，被侵害人可以向妇女组织投诉，妇女组织应当要求有关部门或者单位查处，保护被侵害妇女的合法权益。

3.母婴护理员如何做

母婴护理员应注意以下事项：

（1）勇于保护自己的隐私。隐私权是自然人享有的对其个人与公共利益没有关系的个人信息、私人活动和私有领域进行支配的一种人格权。包括私人信息、私人生活、私人空间和生活安宁。

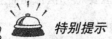 **特别提示**

　　私人信息是指与公共利益无关、不便于他人知道的一切情报资料和资讯，如身高、体重、收入、生活经历、家庭电话、身体缺陷、女性三围、财产状况、招致误解的情节等等。

　　母婴护理员在雇主家工作时，会有一些个人的信息或者其他的个人隐私（如私人活动、私人空间）为雇主知道。雇主应为母婴护理员保密。若雇主擅自公开母婴护理员的隐私，母婴护理员可以依法对其要求承担相应的赔偿责任。

　　(2) 避免受到性侵害。在工作中，女性母婴护理员应洁身自爱，对雇主的不正当要求要严词拒绝，并勇于以妇女权益保障法为武器，捍卫自己各方面的利益；万一受到侵害，应该及时向公安机关报案。

　　2002年7月，静某从老家太康县来深圳打工，被杨某雇用，帮忙照顾杨某1岁的女儿。不到一个月，静某就遭到杨某的强奸。由于"怕人知道不好"，她不敢告诉任何人，更没想起用法律武器保护自己，这更放任了杨某的行为。随后，静某两次怀孕流产。于是，静某把对杨某的恼恨转移到其女儿身上。从2004年2月起，她便开始经常对杨某的3岁女儿进行殴打。3月9日下午5时，因孩子吵闹将正在睡觉的静某吵醒，她再次对孩子拳打脚踢，后又将孩子提起猛往地上摔，孩子经抢救无效死亡。17岁的静某因犯故意伤害罪，被深圳市中级人民法院判处有期徒刑15年。

　　在这个案例中，静某受到了性侵害，却因为"怕人知道不好"而不敢与人说，也没拿起法律武器来保护自己，而是采用殴打雇主女儿的方式来发泄，结果反而害了自己，这是完全错误的。

　　母婴护理员在受到性侵害后，不要觉得羞耻而不与人说，因为事情已经发生了，而要与自己亲近的人或者与所属家政公司联系告知情况。在紧急情况下，可以打家政公司的电话求救。曾经有一位家庭服务员受性侵害时，急速拨打家政公司的电话，在电话中大声哭泣，家政公司察觉异常即刻派人来察看，从而制止了性侵害。母婴护理员在受到性侵害后，可以拨打"110"电话报警，如果雇主制止

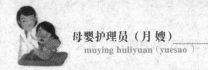
没机会打电话，可以事后趁外出买菜、购物的时机报警，但要想办法保留证据，比如保留用过的避孕套、留有雇主精液的内裤，以方便警察的取证。

（3）尊重女雇主的权益。母婴护理员不能做第三者插足雇主的家庭。母婴护理员要尊重女雇主的权利，不要做违法的事情；和男雇主应保持一定的距离，始终不要忘记自己是服务人员。

（4）不能侵犯女雇主的隐私权。母婴护理员对女雇主的各种私人信息、私人活动、私人空间等有保密的义务，除非该隐私侵害了公共利益；对女雇主的东西不要随便翻看；不能私自隐匿、毁弃、拆开女雇主的信件；不能偷窥女雇主的私人生活等。

（四）未成年人保护法常识

雇主聘请母婴护理员就是为了照顾自己的婴儿，因此，母婴护理员和婴儿相处的时间很多，要照顾好雇主的婴儿，必须熟知未成年人保护法常识。

1.保护未成年人应遵循的原则

本法所称未成年人是指未满十八周岁的公民。

（1）尊重未成年人的人格尊严。

（2）适应未成年人身心发展、品德、智力、体质的规律和特点。

（3）教育与保护相结合。

2.未成年人保护法规定的法律责任

母婴护理员应熟练掌握此法规定的相关法律责任，才能在工作中做到知法守法。

（1）违反本法规定，侵害未成年人的合法权益，其他法律、法规已规定行政处罚的，从其规定；造成人身财产损失或者其他损害的，依法承担民事责任；构成犯罪的，依法追究刑事责任。

（2）国家机关及其工作人员不依法履行保护未成年人合法权益的责任；或者侵害未成年人合法权益；或者对提出申诉、控告、检举的人进行打击报复的，由其所在单位或者上级机关责令改正，对直接负责的主管人员和其他直接责任人员依法给予行政处分。

（3）侵犯未成年人隐私，构成违反治安管理行为的，由公安机关依法给予行政处罚。

3.母婴护理员的注意事项

（1）保护婴儿的身心健康和安全。这是母婴护理员的最基本职责，要细心、耐心，以婴儿为中心，确保婴儿的健康和安全不因为自己的无知和疏忽受到任何伤害。

（2）不能侵犯未成年人的肖像权。母婴护理员在雇主家会有机会接触到婴儿的照片，甚至有时可能会和雇主及其家人合影。母婴护理员对于得到的雇主家人的照片，应好好保管；不能为谋取利益卖给他人，以使他人为赢利而把照片制作成宣传广告或作为产品外包装图像等。因为未成年人的肖像权是受法律保护的，一旦侵犯，责任人要承担相应的法律责任。

晓敏是李某雇请的母婴护理员。在李某的儿子过满月时，晓敏把李某儿子的一张满月照片私自送给了自己在照相馆工作的男友。后来，李某发现儿子的照片被制作成了广告，因此要求照相馆老板停止对儿子肖像权的侵犯，并赔礼道歉。法院支持了李某的主张。而晓敏对李某儿子的肖像没有处分权，因此她的行为是违法的，李某也因此辞退了晓敏。

本章习题：

1. 简述各级别母婴护理员需要具备的技能。
2. 母婴护理员的职责是什么？
3. 母婴护理员应具备哪些素质？
4. 简述母婴护理员的职业道德。
5. 母婴护理员的仪容仪表要求是什么？
6. 什么是劳动合同？如何签订、解除劳动合同？
7. 妇女权益保障法规定妇女享有哪些权利？注意事项有哪些？
8. 应如何保护未成年人的权利？

第二章

新生儿护理

 本章学习目标:

1.了解新生儿及其外观特点、生理特点。

2.掌握新生儿护理的基本要求。

3.了解母乳喂养的好处，掌握新生儿的喂养方法。

4.了解新生儿大小便的状况，掌握大小便清洁、护理及尿布的使用、清洗与更换方法。

5.掌握给新生儿洗澡的方法。

6.掌握新生儿衣服的清洗方法。

7.掌握奶瓶的消毒方法。

8.掌握新生儿的各项专业护理工作。

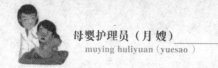

第一节　新生儿生长发育特点

一、足月新生儿和早产儿

足月新生儿：妊娠满37周（260天）以上，不足42周，出生体重大于2500克（2500~4000克），头围33~35厘米，身长47~52厘米的新生儿。早产儿、未成熟儿：胎龄不足37周，出生体重小于2500克，器官功能不够成熟的新生儿。

新生儿期：胎儿出生后到满28天内。

新生儿早期：出生后一周内。

二、新生儿的外观特点

（一）头

新生儿的头部占身长的1/4，头发分条清楚，刚出生时头部可因分娩时受产道挤压，出现局部水肿形成产瘤。

（二）皮肤

新生儿刚出生时皮肤覆盖一层胎脂，皮肤红润、薄嫩，皮下脂肪少、血管丰富，皮肤娇嫩易受感染，鼻尖及鼻翼处面部可见黄白色小点，称粟粒疹，2周内消失。

（三）口腔

新生儿硬腭中线有黄白色小点，称上皮珠，一个月后自行消失，牙龈上亦常有黄白斑点，俗称"马牙"，数周至数月可自行消失，禁止挑破。

（四）颈部

新生儿颈部短小，要注意颈部是否有胸锁乳突肌血肿（多在出生后2~3周方才发现）。

（五）胸部

新生儿胸部窄小，乳晕清楚，可有乳腺结节，初生时胸围较头围小1～2厘米。

（六）腹部

新生儿腹部微隆，脐带部有残端断痕，注意渗血、渗液、分泌物有无臭味，脐轮是否发红。

（七）四肢

新生儿四肢呈屈曲状，指甲达边缘，足纹多。

三、新生儿的生理特点

（一）呼吸系统

新生儿呼吸为40～60次/分钟，以腹式呼吸为主，呼吸中枢未发育成熟，肋间肌弱，故呼吸浅而快，不规则。

（二）血液循环系统

新生儿的心率为120～140次/分钟，血液多集中于躯干，故四肢易冷及出现紫绀。

（三）消化系统

新生儿胃容量小，贲门括约肌松弛，幽门肌紧张、胃呈水平状，食道短，因此新生儿常易发生溢奶。新生儿出生后24小时内排出胎便，胎便呈墨绿色、黏稠状，约2～3天排完，如24小时胎便未排要去医院检查，看是否为肛门闭锁。吃母乳者大便金黄色、次数多、呈糊状；吃牛奶者大便干且次数少。

（四）泌尿系统

新生儿尿次多，一般新生儿在出生后12小时内排尿，最初几天尿量少，每天排尿4～5次，以后随吃奶量及饮水量增加，每天排尿可达20次左右。

（五）体温调节

胎儿在宫内是恒温，出生后保暖能力差，散热快，出生后第1小时内体温

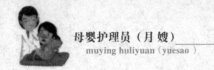

可降2摄氏度。在生后12～24小时，体温可调节到36～37摄氏度。新生儿体温不稳定，易受外界环境影响。

（六）免疫系统

新生儿的免疫力主要是在出生前通过胎盘获得的，从初乳中也可获得一些抗体。用母乳喂养的新生儿由于从母体获得了抗体，对麻疹、风疹、猩红热、白喉等没有易感性，一般不会患这些传染病。

（七）神经系统

新生儿的神经系统未发育成熟。每天要睡18～20小时。

四、新生儿常见生理改变

（一）生理性体重下降

新生儿出生后的2～3天因进食少、排胎便、皮肤蒸发等不显性失水，体重可减轻。下降量约为出生体重的6%～9%，最多不超过10%，一般在7～10天恢复出生体重。

（二）生理性黄疸

大部分新生儿在出生后2～3天会出现皮肤、黏膜、白眼球发黄，4～5天黄疸最重，可能会涉及躯干和四肢近端，7～10天逐渐消退。除了黄疸以外，若没有其他异常，如精神好、吃奶香，大便也没有异常，这就是生理性黄疸。

（三）色素斑（胎记）

在新生儿骶尾部、腰背部和臀部往往可以看到灰蓝色的色素斑，医学上叫胎痣或胎生青记。多为圆形或不规则形，边缘清楚，压之不退色（因皮肤深层色素细胞堆积所致）。色素斑会自行消失，不需治疗。

（四）假月经

女婴出生后3～5天，从阴道流出似牛奶样的分泌物，有时可见少量阴道出血，持续3～4天，这是由于在胎内受母体性激素影响所致，不必担心。

（五）乳房肿大

无论男婴还是女婴，在出生后3~5天内出现乳房肿大，有时溢出微黄色液体，称泌乳，出生后8~10天达最高峰，经2~3周后自行消退。乳房肿大和泌乳是由于其在胎内受母体激素的刺激所致，这种情况不应挤压新生儿乳房，以免感染。一旦有感染要积极治疗。

（六）新生儿打喷嚏

新生儿常有打喷嚏的现象，尤其是睁开眼睛面对强光时，这是由于光线同时刺激了眼睛和鼻部的神经，并不是感冒所致，打喷嚏有助于新生儿将鼻内的异物排出，阻止灰尘进入肺内。

（七）打嗝

新生儿容易打嗝，特别是在吃奶以后，常见原因可能是吸入冷空气，喝了冷的奶或吃奶过急。新生儿神经系统发育不完善，对膈肌控制不好易引起打嗝，待新生儿的神经系统功能完善后，便不会无故打嗝了。新生儿打嗝时，喂些温开水或母乳及温度适宜的配方奶，多数打嗝可以终止。

（八）溢奶

溢奶是乳汁从口角流出，量不多，发生在喂哺后不久，有时发生在喂哺后1~2小时。新生儿胃容量小，胃呈水平位，贲门括约肌松弛，幽门括约肌较紧，易发生溢奶，6个月左右可停止。

（九）板牙（马牙）

有的新生儿刚出生时牙龈里面会有一颗颗像牙齿一样的东西，俗称为"板牙"，但它不是真正的牙齿。新生儿的"板牙"是一种自然的正常现象，不用处理，随着时间的推移和新生儿的成长，会自然消失，更不能用原始的方法去挑掉，这样很容易引起感染。

（十）螳螂嘴

新生儿哭的时候，常常可看见口腔两侧颊部有一个较厚的脂肪垫隆起，俗称"螳螂嘴"。这是正常情况，无碍于吸乳，不需处理。

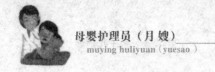

（十一）新生儿脱发

新生儿的胎发是由母体带出的，大部分新生儿在出生后的2～3周内发生明显的脱发。这是由于婴儿出生后，大部分头发毛囊在数天内由成长期迅速转为休止期所致，一般经过9～12周后，婴儿的毛囊会重新形成毛球，重新长出新发。

第二节　新生儿护理的基本要求

自胎儿出生到满28天这段时间称为新生儿期，是胎儿脱离母体后逐渐适应外界生活的过渡时期。新生儿组织器官功能发育尚未完善，对外界环境适应力低下，因此，做好新生儿的家庭护理，是促进新生儿健康成长的关键。

一、新生儿的生活环境

居室要清洁，阳光充足，空气流通，一般的室温为22～24摄氏度，湿度为55%～65%，低体重儿室温为24～26摄氏度。夏季室温高，有空调的家庭可将室温调至26～28摄氏度，没有空调的家庭可采取降低室温的办法，如开窗通风或放些冰块在脸盆里。冬季也应该保持每天有一定的通风时间，以保持空气新鲜、清洁，但不要直接对着新生儿吹风。

二、新生儿用品

（一）衣物

新生儿的衣物要宽松、柔软。最好选用白色或浅色棉布材质的衣物，要宽大便于穿脱，衣服不系纽扣，仅用带子系上即可。

（二）尿布

应选用柔软、吸水性强、耐洗的棉织品做尿布。新生儿的皮肤非常娇嫩，受尿便刺激易发生红臀和尿布疹，因此，尿布必须及时更换和清洗，可用开水烫一下，以达到杀菌的目的，洗后在阳光下晒干备用。

（三）喂奶器具

母乳喂养有困难，需用牛奶或代乳品等人工喂养时，奶瓶和奶嘴一定要做到用一次清洗一次，煮沸消毒一次，乳孔大小要合适，喂奶前可用手腕内侧或手背测试一下奶的温度是否合适。吃剩的奶不可留着下一次吃，以防奶液变质。

三、新生儿心理发育

多项研究证明，早期激发能促进婴儿发育。环境对婴儿发育的作用十分重要。在新生儿期，早期激发可以在日常护理中进行，如在哺乳、洗澡、换尿布及穿衣时，可与新生儿进行眼神交流，对他说话，逗他笑，抚摸他的皮肤，还可给新生儿听柔和、舒缓、轻松的音乐。随着交流的增多，同时也促进母婴相依感情的建立，这对新生儿以后的心理发育是非常有益的。

第三节　新生儿喂养

一、指导母乳喂养

（一）母乳喂养的好处

有些产妇为了早日恢复身材，不想给新生儿进行母乳喂养，母婴护理员有必要告诉产妇及其家人母乳喂养的好处：

（1）母乳营养成分好，含有适合新生儿生长发育需要的各类营养素（蛋白质、脂肪、碳水化合物、维生素、矿物质和水等），母乳有利于新儿大脑发育。

（2）因营养比例合适，母乳易于消化和吸收。

（3）富含抗体：尤其是初乳含有 SIgA，可增加抵抗力，免受细菌感染（感冒、腹泻）。

（4）母乳喂养经济方便、温度适宜、永远新鲜、不受细菌污染。

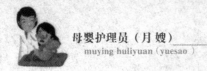

（5）增进母婴感情。喂奶时母婴对视、接触、感受肌肤之亲。

（6）有助于母亲的形体恢复，喂奶可消耗母体脂肪等。

（7）母乳喂养可以刺激子宫收缩，减少产后出血，从而加快褥产期的恢复。

（8）母乳喂养能降低乳房癌及卵巢癌的发生，有助于推迟再次妊娠。

（二）母乳营养成分和功能特点

1.母乳的分类

（1）初乳。即产后1周分泌的乳汁，其特点是色黄，较稠，蛋白质和矿物质含量高，有助于胎便排出。初乳含有丰富的抗体。

（2）过渡乳（移行乳）。即产后1～2周分泌的乳汁。此期乳中的蛋白质较初乳少，脂肪和乳糖较初乳多。

（3）成熟乳。即生产3周后分泌的乳汁，脂肪含量高，有利于新生儿的脑发育。

（4）晚期乳。即产后10～20个月分泌的乳汁。

2.母乳量

产妇从产后至6个月，乳汁分泌量逐日增多。健康的授乳母，产后第2天就有几十毫升的乳汁分泌。

第1周每日可泌乳250～300毫升。

第2周后每日泌乳约500毫升。

第2个月每日泌乳约700毫升。

第4个月每日可泌乳800～900毫升。

第6个月每日可泌乳1 000毫升。

产后9个月时，乳汁分泌开始减少。

3.母乳的营养及功能

（1）蛋白质。具有营养作用，其中含有代谢过程所需的酶以及抵抗感染的免疫球蛋白。

（2）脂肪。适合于脑发育，母乳中的两种必须脂肪酸，即亚油酸和亚麻酸是牛奶中的5倍，母乳的脂肪滴小，易消化、吸收。

（3）糖。主要是乳糖，乳糖在新生儿的消化道内变成乳酸，这种乳酸有助于肠道的正常活动，有助于人体吸收所需要的钙和其他物质（对铁、锌、钙吸收有促进作用）。乳糖可促进肠道内乳酸杆菌大量繁殖，此菌不致病，可抵抗其他致病菌入侵肠道，因此，母乳喂养的新生儿较少得消化道感染疾病。

（4）维生素。母乳含有多种维生素，如果产妇的饮食充足，其乳汁中的维生素足以满足婴儿最初4～6个月在营养和健康上的需要。

（5）无机盐（矿物质）。母乳中含有磷、钙、钾、钠、镁、铁、铜、锰等矿物质，其中钙、磷含量最多，且钙、磷比例合适，易于吸收。这些矿物质对婴儿的发育都十分重要，足以满足婴儿最初4～6个月的发育需要。

（三）哺乳次数

新生儿出生后就应开始哺乳，并实行按需要不定时喂哺。新生儿出生后的4～8天最需频繁哺乳以促使母乳量迅速增多。对于嗜睡或安静的新生儿，应在白天给予频繁哺乳，以满足其生长发育所需的营养。

（四）新生儿日哺乳量

正常新生儿全日哺乳量平均数见下表，因具体情况的不同，可略有出入。

正常新生儿全日哺乳量平均数

出生后时间（天）	1	2	3	4	5	6	7	14	30
全日哺乳量（毫升）	0	90	190	310	350	390	470	500	560

（五）哺乳技巧

1.哺乳前的准备

（1）乳房的准备

√在哺乳前，产妇应先洗手，然后将乳头和乳晕清洗干净。

√乳头污垢不易洗净者，不应强擦，以免擦破皮肤引起感染，应先用棉棒蘸植物油浸湿乳头，使污垢软化，用肥皂水、热水清洗干净，再用软毛巾擦干后哺乳。

（2）用物的准备

√产妇要选择吸汗、宽松的衣服，以方便哺乳。

√擦洗乳房的毛巾、水盆要专用。

√准备一把稍矮的椅子，供产妇哺乳时使用。

√母婴用品要绝对分开使用，避免交叉感染。

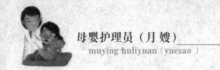
✓另外，要准备吸奶器，以备母乳过多，在婴儿吃饱后，吸出剩余乳汁，这更有利于乳汁分泌，并且不易患乳腺炎。

2.早吸吮和按需哺乳

正常分娩的新生儿，在产后30分钟内母婴之间要进行皮肤接触，并开始第一次喂奶，也称早吸吮。喂奶越早，下奶越早；喂奶越勤，乳汁越多。母婴同室既能增进母子的感情又可以做到按需哺乳。

3.母乳喂养的方法

哺喂时可采用侧卧位和坐位两种姿势。

（1）侧卧位。产后的最初几天，母亲的身体较虚弱，可采用侧卧位，方法是：母亲侧卧位，一手搂住新生儿，并稍稍垫高新生儿头部，使新生儿的嘴与母亲乳头成水平状，以适应新生儿吸吮乳头。但要注意睡着后不要压住新生儿的嘴、鼻，以免发生窒息。

（2）坐位。坐位的哺乳方法是：坐在较低的椅子上，把新生儿放在大腿上，前臂弯曲，托住新生儿的颈部，手托住新生儿的后背，与新生儿胸贴胸，腹贴腹，乳头贴近新生儿的嘴。另一只手的四指放于乳下，拇指放在乳房上方，呈"C"字形托起乳房。用乳头轻碰新生儿的嘴唇，新生儿自动寻觅乳头，并张大嘴，此时快速将乳头及乳晕送入新生儿口中。新生儿吃奶时一定要用温柔爱抚的目光注视着孩子的眼睛，也可对新生儿讲话。

 特别提示

若产妇乳房胀疼或出现硬结，应告诉产妇这是因为乳汁分泌旺盛不能及时排空，可采用局部热敷并用吸奶器将乳汁吸出，直至硬结消散为止。

哺乳时先喂一侧乳房，吸空后再换另一侧。取出乳头时，可让新生儿自己张口或将手指放到新生儿的上下齿龈之间让他松口。喂完奶后，要把新生儿竖抱，轻拍后背，让新生儿把咽下去的空气排出来，以免溢奶。

4.怎样判断母乳充足

（1）喂奶时伴随着新生儿的吸吮动作，可听见新生儿"咕噜咕噜"的吞咽声。

（2）哺乳前母亲感觉乳房胀满，哺乳时有下乳感，哺乳后乳房变柔软。

（3）两次哺乳之间，新生儿感到很满足，表情快乐、眼睛很亮、反应灵敏，睡眠时安静、踏实。

（4）新生儿每天更换尿布 6 次以上，大便每天 3 ～ 4 次，呈金黄色糊状。

（5）新生儿体重平均每周增加 150 克左右，每日增加 25 ～ 30 克。满月时可增加 600 克以上。

5.怎样判断母乳不够吃

（1）喂奶时听不到新生儿的吞咽声，新生儿吃奶时间长，并且不好好吸吮乳头，常常会突然放开乳头大哭不止。

（2）母亲常感觉不到乳房胀满，也很少见乳汁往外喷。

（3）哺乳后，新生儿常哭闹不止，入睡不踏实，不久又出现觅食反射。

（4）新生儿大小便次数减少（每日正常应是 6 次以上），排便量少。

（5）新生儿体重增长缓慢或停滞。

（六）夜间喂奶的注意事项

新生儿还没有形成一定的生活规律，夜间需要母亲的哺喂。夜晚乳母在半梦半醒的状态下给新生儿喂奶很容易发生意外，所以母婴护理员要提醒产妇注意以下几点：

1.不要让新生儿含着乳头睡觉

有些年轻的妈妈为了避免新生儿哭闹影响自己休息，就让新生儿含着乳头睡觉，这样会影响新生儿的睡眠，也不能让新生儿养成良好的吃奶习惯，而且还有可能在母亲睡熟后，乳房压住新生儿的鼻孔，造成新生儿窒息死亡。

2.保持坐姿喂奶

为了培养新生儿良好的吃奶习惯，避免发生意外，在夜间给新生儿喂奶时，也应像白天那样坐起来抱着新生儿喂奶。

3.延长喂奶间隔时间

如果新生儿在夜间熟睡不醒，可尽量少惊动他，把喂奶的间隔时间延长。一般新生儿期的婴儿，晚上喂两次奶就可以了。

二、人工喂养

母亲患有疾病或其他原因不能喂母乳，而全部用其他奶类或代乳品喂养，称为人工喂养。人工喂养选用牛奶、羊奶和奶粉代替母乳。目前有多种配方奶粉，分别适用于不同月龄的婴儿。配方奶粉不需要加热，直接用温开水冲调即可。一般3～4小时喂一次。

（一）人工喂养每日需要的奶量

人工喂养每日需要的奶量详见下表：

人工喂养每日需要的奶量

月龄	每日奶量（毫升）	每日哺喂次数（次）	每次奶量（毫升）
1～2周	200～400	6～7	30～70
2～4周	400～600	6～7	60～90
1个月	700左右	6～7	100～120
2～3个月	720～900	6	120～150
4～5个月	900～1 000	5～6	150～200
5～6个月	1 000左右	4～5	200～250

（二）冲调奶粉

1.人工喂养时冲调奶粉的步骤

（1）泡奶前，须先洗净双手。

（2）泡奶时，取消毒过的奶瓶，先加入适量的温开水，开水温度最好在40～60摄氏度之间。

（3）再加入正确数量的奶粉，奶粉需松散的，不可紧压；将匙中的奶粉用筷子或刀子刮平，对准奶瓶将奶粉倒入奶瓶。

（4）给奶瓶套上奶嘴，轻轻左右摇匀。

（5）先将奶瓶倒置，在手臂内侧滴一滴，确定温度是否合适。将奶瓶倒置时，刚开始1～2秒，奶水是以细细的直线流下，然后一滴接一滴流下，注意此时手不要碰到奶嘴。

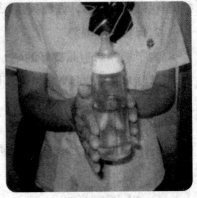

轻轻摇匀

2.调制奶粉的注意事项

（1）正确的冲调方法是将定量的40～60摄氏度的温开水倒入奶瓶内，再加入适当比例的奶粉。一般在30毫升水中加入一平勺奶粉，调匀即可。最好现配现吃，以避免造成污染及变质。

（2）已经冲调好的奶粉若再煮沸，会破坏蛋白质、维生素等营养物质原有的营养成分。

（3）不可自行增加奶粉的浓度及添加辅助品，因为这样会增加新生儿的肠道负担，导致消化功能紊乱，引起便秘或腹泻，严重的还会出现坏死性小肠结肠炎。此外，当新生儿患病服药时，不可将药物加到奶粉中给新生儿服用。

（三）人工喂奶注意事项

（1）喂奶前须洗净双手。

（2）喂奶前将奶液滴几滴于手背或手臂处试温度，以不烫、不凉为宜。

（3）喂奶时将奶瓶竖起，使奶液充满奶嘴，以免婴儿吸入空气。

（4）喂奶后抱起新生儿轻拍背部，使其打嗝，排出空气。

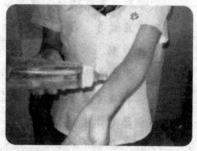

滴奶于手上试奶温

（5）如有剩余奶则应倒掉，不要留到下次再喂。

（6）奶瓶和奶嘴要认真清洗，煮沸消毒，可放在开水中煮沸10分钟。

（四）其他注意事项

（1）新生儿特别容易在喂奶过程中感染病菌。因此，在冲奶之前先用清水及肥皂洗手，以保护新生儿免受病原菌的侵袭。

（2）奶嘴洞可分为圆洞形、十字形或 Y 形，体重较轻或吸吮力较弱的新生儿宜用大小合宜的圆洞形奶嘴；十字形或 Y 形奶嘴，在奶瓶倒置时，奶不会流出，适合较大的新生儿。

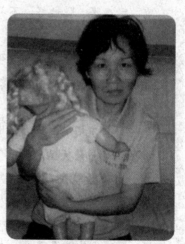

喂完奶后抱起轻拍背，使其打嗝

（3）奶嘴洞太小时，新生儿会厌烦而哭闹不安或因吸吮太累而睡着，影响摄取的奶量；如果奶嘴洞太大，新生儿则易被呛到或者因吸入太多的空气而吐奶。

（4）用滚烫开水冲泡奶粉，易结成凝块，可能造成新生儿消化不良。

相关知识：

奶瓶和奶嘴的选择技巧

1.奶瓶的选择

一看二摸选奶瓶：奶瓶分为瓶身和奶嘴两个部分，在选择奶瓶时，首先要看奶瓶的透明度如何，一般好的奶瓶透明度很高，能够清晰地看到奶的容量和状态，瓶身最好不要有太多的图案和色彩。另外，好的奶瓶硬度较高，这一点用手捏一捏就可以感觉出来，太软的材质遇到高温就会变形。

2.奶嘴的选择

奶嘴是婴儿吮吸乳汁时嘴唇要直接接触的地方，因此，奶嘴不仅关系到婴儿健康还关系到婴儿的发育。面对市场上琳琅满目的奶嘴，如何才能挑选到适合的呢？

奶嘴的软硬度要适中，最好是硅胶材质的，因为硅胶的性能比较稳定，耐热强、弹性好、不易老化，并且硅胶奶嘴更接近母亲的乳头，婴儿比较容易接受。

除了要注意材质和软硬度外，奶嘴的孔型也不能忽视。奶嘴的孔型应该和孩子的月龄相称。奶嘴孔型分很多种，不同的孔型与乳汁流量的大小有关。

小圆孔是慢流量的，中圆孔是中流量的，大圆孔是大流量的，十字孔的流量是最大的。圆孔的奶嘴适合1～3个月的婴儿，奶水能够自动流出，且流量较少；十字孔奶嘴适合3个月以上的婴儿，能够根据婴儿吮吸力量调节奶量，流量较大。

月龄小的孩子应该选择孔小一点儿的奶嘴，否则可能造成孩子呛奶；月龄大的孩子吮吸能力有所增强，可选择孔大一些的。

如果想要知道奶孔的大小是否适中，可以在奶瓶里加水，然后把奶瓶倒过来，观察水的流量。一般情况下，大小适中的奶孔，水呈点滴状；如果奶孔过大，则水呈线柱状。

另外，奶嘴的吸头最好选择近似母亲乳头的形状，中间弧度与乳房相似。

三、喂水

（一）喂水的必要性

人体的大部分是水，年龄越小，体内水分所占比例越高。足月儿水分约占体重的75%，早产儿占80%左右，成人占60%左右。由于新生儿体表面积较大，每分钟呼吸次数多，水分蒸发量也较多，而他们的肾脏为排泄代谢产物所需的液体量也较多。因此，新生儿按每千克体重计算，所需的液体较多。在第1周以后，新生儿每天需要液量为每千克体重120～150毫升。所以，除了喂奶，千万不要忘记喂水。用牛奶喂养者或炎热夏季出生的新生儿，尤其要注意喂水。

特别提示

喂水不要过量，以免使新生儿心脏、肾脏负担加重。

（二）喂水时间与频率

新生儿出生后，可在6～8小时之后开始哺喂。在喂奶之前，可先喂一两次糖水，观察新生儿吸吮能力和有无吐奶等现象，身体健壮的可早喂，身体较弱的可晚喂几个小时。

以后每隔3～4小时喂一次，夜间可少喂一次。

（三）喂水要求

每次喂15～20分钟。如该喂奶时，母乳尚不足，可先用10%的葡萄糖水或用兑一半水的牛奶代替。但仍要让新生儿定时吸吮母乳，以催母乳分泌。

人工喂养的新生儿可以在两餐之间喂点糖水，但不能过甜。大多家长会以自己的感觉为标准，自己尝过后觉得甜才算甜。其实，新生儿的味觉要比大人灵敏得多，大人觉得甜时，对新生儿来说就过甜了。

用高浓度的糖水喂新生儿，最初可以加快肠蠕动，但不久就转为抑制作用，使新生儿腹部胀满。喂新生儿的糖水应以大人觉得似甜非甜为宜。

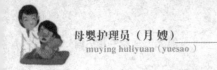
母婴护理员（月嫂）

四、特殊婴儿的喂养

（一）牛奶过敏的婴儿怎么喂

1.牛奶过敏的主要原因

（1）乳糖耐受不良。婴儿的肠道中缺乏乳糖酶，对牛奶中的乳糖无法吸收，所以消化不良。通常此类患儿只有胃肠方面的不适，大便稀糊，如果停止奶水，则症状很快会改善。

（2）牛奶蛋白过敏。婴儿对牛奶中的蛋白质产生过敏反应，每当接触到牛奶后，身体就会发生不适症状（尤其是胃肠道最多）；不论大人小孩皆有可能发生牛奶蛋白过敏，因为婴幼儿多以牛奶为主食，所以是最容易发生牛奶过敏的时期。

因为胃肠最先接触到牛奶，所以牛奶过敏的症状以胃肠方面的不适为最多，如腹泻、呕吐、粪便中带血、腹痛、腹胀等。

当牛奶中的蛋白质被胃肠吸收后，随着血液运送到全身的各个器官，也会产生不同器官的过敏反应，而有一些症状，只要停止接触牛奶，身体上的不适马上就会消失，如：

皮肤方面：约50%～70%易有异位性皮肤炎、起红疹、过敏疹等。

呼吸方面：约20%～70%有气喘、气管炎、痰多、鼻炎、中耳炎等。

其他：如过敏性休克、肾脏症候群、夜尿、睡不安宁、烦躁、眼结膜炎、眼皮红肿等。

2.牛奶过敏的婴儿食用特别配方的奶粉

如确定婴儿为牛奶过敏，最好的方法就是避免接触牛奶的任何制品。目前市场上有一些特别配方的奶粉，又名"医泻奶粉"，可供对牛奶过敏或长期腹泻的婴儿食用。

"医泻奶粉"与一般婴儿配方奶粉的主要区别是：以植物性蛋白质或经过分解处理后的蛋白质取代牛奶中的蛋白质；以葡萄糖替代乳糖；以短链及中链的脂肪酸替代一般奶粉中的长链脂肪酸。其成分虽与牛奶不同，但仍具有婴儿成长所需的营养及热量，也可避免婴儿出现过敏等不适症状。

（二）早产的婴儿怎么喂

早产婴儿是指胎龄未满37周，出生时体重低于2.5千克，身高小于46厘米的婴儿。凡出生体重低于1.5千克以及不能吸吮的早产婴儿，刚出生时一般家庭是无法

32

自行喂养的，必须留在医院继续观察。下面介绍的是出生体重为1.5～2.5千克的早产儿的喂养。

1.用什么乳类来喂养早产儿

母乳是早产儿最理想的天然营养食品。早产儿生理机能发育不是很完善，要尽一切可能用母乳（特别是初乳）喂养。母乳内蛋白质含乳白蛋白较多，它的氨基酸易于促进婴儿生长，且初乳含有多种抗体，这些对早产儿尤为重要。用母乳喂养的早产儿，发生消化不良性腹泻和其他感染的机会较少，婴儿体重会逐渐增加。

在万不得已的情况下才考虑用代乳品喂养早产儿。首选为优质母乳化奶粉，它的成分接近母乳，营养更易吸收，能使婴儿体重较快增长；也可考虑用鲜牛奶喂养，但采用时应谨慎，以减低牛奶脂肪含量，增加糖量，使之成为低脂、高糖、高蛋白的乳品。

特别提示

在用代乳品喂养的过程中，要密切注意婴儿有无呕吐、腹泻、便秘以及腹胀等消化不良的症状。

2.早产婴儿的喂养量及喂养次数

早产儿的吸吮能力和胃容量均有限，摄入量是否足够，不像足月新生儿表现得那么明显，因此，必须根据婴儿的体重情况给予适当的喂养量。

由于早产儿口舌肌肉力量弱，消化能力差，胃容量小，而每日所需能量又比较多，因此，可采用少量多餐的喂养方法。如果采用人工喂养，一般体重1.5～2千克的早产儿一天喂哺12次，每2小时喂一次；2～2.5千克体重的婴儿一天喂8次，每3小时喂一次。不同婴儿每日的喂奶量差别较大，新生儿期每日可喂奶10～60毫升不等。如婴儿生长情况良好，则夜间可适当延长喂哺间隔时间，这样可以在保证摄入量的基础上逐步养成夜间不喂的习惯。

母乳喂养的早产儿应该经常称体重，观察其体重的增加情况，判断喂养是否合理。一般足月新生儿在最初几日内由于喂哺不足或大小便排泄的原因，体重略有减轻，这是正常现象。但早产儿此时体重的维持至关重要，要重视出生后的早期喂养，设法防止其体重的减轻。

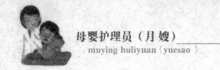
第四节　新生儿大小便护理

一、新生儿大小便的状况

（一）大便

大多数婴儿出生后12小时内开始排出粪便，即"胎便"。出生后第一天排出的完全是胎便，颜色通常是深绿色、棕黑色或黑色，呈黏糊状，没有臭味。接下来几天，粪便颜色逐渐变淡，一般在3～4天内胎便排尽，婴儿粪便转为黄色。

如果婴儿出生后24小时以后不见胎便排出，应报告医生，请其进行检查，看看有无肛门、有无腹部膨隆和包块等情况，以确定是否有消化道的先天异常。

（二）小便

多数婴儿出生后第一天就开始排尿，但尿量很少，全天尿量通常只有10～30毫升；小便次数开始也不多，第一天只有2～3次；尿色开始较深，一般呈黄色，以后随着开始喂奶，婴儿摄入的水分逐渐增加，小便总量逐天增加，小便次数也逐渐增多，到出生后一周小便次数可增加到每天10～30次，小便颜色也慢慢变淡。

少数婴儿出生后刚排出的小便略带砖红色，这是由于尿酸盐沉积所致，属正常现象，一般不必特殊处理，只需增加喂奶量，过几天即可逐渐消失。

（三）不同喂养方式的排便次数

1.母乳喂养婴儿的排便次数

母乳喂养的婴儿在出生后几周内，每天会有几次排便，有些在每次哺乳后都排便，通常是浅黄色面糊状或浓奶汤状。在1～3个月时排便次数慢慢减少，有的1天只排便1次，还有的需隔1天或更长时间排便1次。对于这种情况，只要婴儿没有不适，就不必担心。母乳喂养的婴儿即使2～3天排便1次时，大便都应该是软的。

2.人工喂养婴儿的排便次数

人工喂养的婴儿每日可排便1～4次，并逐渐过渡到每天1～2次。作为母婴护理员，要注意婴儿大便的质地是否正常，如果大便的质地正常，排便的次数多少并不重要。

二、大小便后的清洁处理

新生儿不懂得控制大小便，屁股经常会沾上大小便，清洗时不仅要注意是否洗得干净，还要注意不要因为手力过重伤到婴儿。下面分男女婴来介绍大小便的清洁处理。

（一）女婴清洁的基本步骤

步骤1：解开纸尿裤，擦去肛门周围残余的粪便，用湿巾纸或洁净的温湿毛巾擦洗小肚子各处，直至脐部。

步骤2：用一块干净的湿巾擦洗婴儿大腿根部所有皮肤褶皱，由上向下、由内向外擦。

步骤3：抬起婴儿的双腿，并把一只手指置于女婴双踝之间。接下来清洁其外阴部，注意由前往后擦洗，防止肛门处的细菌进入阴道和尿道。用干净的湿巾纸清洁肛门，然后清洁屁股及大腿，向里洗至肛门处。

步骤4：擦干双手，用纸巾抹干婴儿的屁股。如果患有红臀，可以先让婴儿光着屁股玩一会儿，使屁股干透，并在外阴部四周、阴唇及肛门、臀部等处擦上护臀膏。

特别提示

一般不建议给女婴用爽身粉。女性的盆腔与外界是相通的，外界环境中的粉尘、颗粒都能通过外阴、阴道、宫颈、宫腔、开放的输卵管进入到腹腔，并附着在卵巢的表面，这会刺激卵巢上皮细胞的增生，进而诱发卵巢癌。

（二）男婴清洁的基本步骤

步骤1：让婴儿平躺在床上，解开纸尿裤，男婴常常在此时开始撒尿，因此，解开纸尿裤后仍将尿布的前半片停留在阴茎处几秒钟，等他尿完。利用纸尿裤的

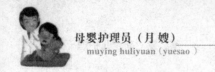

吸水性，兜住尿液，以免弄湿和污染床垫。

步骤2：母婴护理员站在婴儿身体的右侧，先用左手抓住婴儿的两只脚踝向上拉起，一只手指置于其两踝之间，以免因两腿挤压得过紧造成婴儿疼痛不适。再用右手翻开纸尿裤，用相对洁净的纸尿裤内面擦去肛门周围残余的粪便，将纸尿裤前后两片折叠，暂时垫在屁股下面。然后，放下婴儿的两脚，用专门的湿巾纸或洁净的温湿毛巾擦洗屁股。

步骤3：先擦洗肚皮，直到脐部。再清洁大腿根部和外生殖器的皮肤褶皱，由里往外顺着擦拭。用干净的湿巾清洁睾丸及阴茎下面。

给婴儿清洁阴茎时，要顺着离开其身体的方向擦拭，不要把包皮往上推。在男婴半岁前都不必刻意清洗包皮，因为4岁左右包皮才和阴茎完全长在一起，过早地翻动柔嫩的包皮会伤害其生殖器。当清洁睾丸下面时，用手指轻轻将睾丸往上托住。洗完前部，再举起婴儿的双腿，清洁肛门及屁股后部。

 特别提示

> 因为男婴尿尿一般都是往前的，所以在给男婴戴尿布时要把他的阴茎压住，以防宝宝尿湿尿布的围兜。

步骤4：护理员擦干双手，用纸巾抹干婴儿的屁股。如果患有红臀，可以先让他光着屁股玩一会儿，使屁股干透，并在肛门周围、臀部涂抹一些护臀膏。

三、如何辨别新生儿大小便的异常

观察大小便性状是判断新生儿是否健康的一个重要方法。

（一）大便状况的辨别

正常情况下，婴儿出生后24小时内排出胎便。胎便中含有胎儿时期的肠黏液腺分泌物、脱落的上皮细胞、毳毛、皮脂、胆汁等，这种肠腔中的混合液并非是肠道出血，完全不必担心。如果新生儿出生24小时后尚无大便排出时，应该请医生检查是否患有先天性消化道畸形。

母婴护理员可以通过观察婴儿的大便，了解母乳的质量，也可以得知婴儿母亲的营养是否适当，以便调整饮食结构及科学哺乳。例如：

（1）婴儿的大便呈黄色，且粪与水分开，大便次数增多，说明婴儿消化不良，提示母乳中含糖分太多。因为糖分过度发酵使婴儿出现肠胀气、大便多泡沫、酸味重，应该限制产妇的摄糖量。

（2）当母乳中蛋白质过多时，婴儿的大便有硬结块、臭味特别重，此时应限制产妇鸡蛋的摄入量。

（3）当母乳喂养不足时，大便色绿、量少且次数多，婴儿常因饥饿而多哭闹。

（4）当肠道感染时，大便稀薄或为水样的黏液便，且呈脓性，有腥臭味。

（二）小便状况的辨别

婴儿可在分娩中或出生后立即排小便，尿液色黄透明，开始量较少，一周后排尿次数增多，每日可达20余次。

如果婴儿出生后24小时尚无小便排出时，应该请医生检查是否患有先天性泌尿道畸形。

（三）几种异常大便的性状及处理

1.粪便量少，次数多，呈绿色黏液状

这种情况往往是因为喂养不足引起的，这种大便也称"饥饿性大便"。只要给予足量喂养，大便就可以转为正常。

2.大便中有大量泡沫，呈深棕色水样，带有明显酸味

这可能是由于婴儿摄入过多的淀粉类食物（如米糊、乳儿糕等），对食物中的糖类不消化所引起的，如果排除婴儿肠道感染的可能性，就应该调整婴儿的饮食结构。

3.粪便中水分增多，呈汤样，水与粪便分离，而且排便的次数和量有所增多

这是病态的表现，多为肠炎、秋季腹泻等病。丢失大量的水分和电解质会引起婴儿脱水或电解质紊乱，应该建议雇主立即带婴儿到医院就诊。

4.大便稀，呈黄绿色且带有黏液，有时呈豆腐渣样

这可能是霉菌性肠炎，患有霉菌性肠炎的婴儿同时还会患有鹅口疮，如果婴儿有上述症状，需到医院就诊。

5.大便恶臭

大便恶臭，如臭鸡蛋味。这主要是婴儿蛋白质摄入过量，或蛋白质消化不良。应注意配奶浓度是否过高，进食是否过量，可适当稀释奶液或限制奶量1～2天。如果已经给婴儿添加蛋黄、鱼肉等辅食，可以考虑暂时停止添加此类辅食，

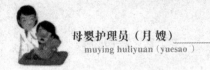

等到婴儿大便恢复正常后再逐步添加辅食。还可以给婴儿用点多种维生素制剂，以帮助其消化。

6.大便变稀，含较多黏液或混有血液，且排便时婴儿哭闹不安

应该考虑是不是因为细菌性痢疾或其他病原菌引起的感染性腹泻，应该及时到医院就诊。

7.大便为淘米水样，排便无腹痛，婴儿快速出现脱水、抽搐、休克等症状

这种情况提示婴儿患霍乱病的可能性比较大，必须立即到医院就诊，以免延误病情。

8.大便呈白色或陶土色，且伴有黄疸、瘙痒等症状

首先考虑是胆道梗阻，应该及时到医院检查和治疗。延误诊断和治疗会导致永久性肝脏损伤。

9.血便

血便的表现形式多种多样，如果婴儿肠道出血，首先应该看看是否给孩子服用过铁剂或大量含铁的食物，如动物肝、血所引起的假性便血。如果大便呈赤豆汤样，颜色为暗红色并伴有恶臭，可能为出血性坏死性肠炎；如果大便呈果酱色可能为肠套叠；如果大便呈柏油样黑，可能是上消化道出血；如果是鲜红色血便，大多表明血液来源于直肠或肛门。以上状况均需立即到医院诊治。

（四）小便异常反映的疾病

（1）小便次数较多，每次尿量少，小便时疼痛哭闹，可能尿道有炎症。

（2）小便金黄色或橘黄色，可能受维生素 B_2、黄连素、痢特灵等药物的影响。

（3）小便啤酒色或发红，为血尿，多见于肾炎，此病多见于 3 ~ 8 岁的孩子，2 岁以下少见，有的新生儿由于盐结晶把尿布染红，不算病态。

（4）小便棕黄色或浓茶色，摇晃尿液时，黄色沾在便盆上，泡沫也发黄，多见于黄疸型肝炎。

（5）小便乳白混浊，如加热后变清则为正常现象，加热后变得更混浊则不正常。

（6）小便放置片刻有白色沉淀，如果婴儿一切正常，尿检查除盐类结晶外，没有其他异常，不属病态，多喂点水，沉淀即会消失。

婴儿大小便状况能够很好地反映其身体健康状况，如果需要带其去医院就诊，可以在家中提前留取婴儿的大便样，以便到医院能够及时进行化验，尽早得

到诊治。

四、尿布的使用与更换

（一）使用布尿布的方法

尿布有长方形和正方形两种，正方形尿布的边长大约为70～80厘米，折成三角形使用，因此又称之为三角尿布。长方形尿布一般宽约35厘米，长100～120厘米，对折成细长条，做成圈形使用。

婴儿的腿，总是两腿伸开自然形成M字形的姿势。如果换尿布的动作太粗鲁，会引起髋关节脱臼，所以，必须在不破坏腿的自然姿势的前提下垫尿布。

垫尿布时，尽量要松松地垫上。只垫上胯股部分就可以了。如果用尿布和尿布罩、衣服等将婴儿的下半身勒得太紧，不仅会妨碍其腿部运动，也会妨碍其呼吸运动。绝对不能用过去常见到的那种从腰到脚层层缠绕的方法。

在婴儿成长过程中要不断变换尿布的叠法和垫法。出生后3个月内尿量少，用长方形尿布竖着叠两折。只垫在胯下就可以了（正方形尿布竖着叠四折）。

尿布罩要用胯裆间宽大的，不要勒紧新生儿的腿部的较好。3个月以后尿量增多，长方形尿布需用两块才能不漏尿。正方形尿布最好变换一下叠法，下面介绍两种方法。

【方法1】

步骤1：将正方形尿布对折两次成小正方形。

步骤2：拉开一个角，这样一边是三角形，另一边还是正方形。

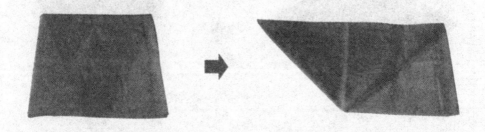

步骤3：换一个方向，三角形在下面，正方形在上面。

步骤4：把正方形向右折三份，分两次折完。中间吸尿的部分比较厚一些。

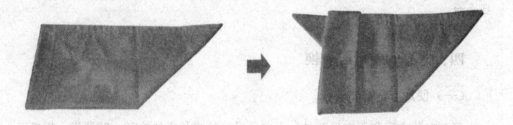

步骤5：折好后的效果见下图。

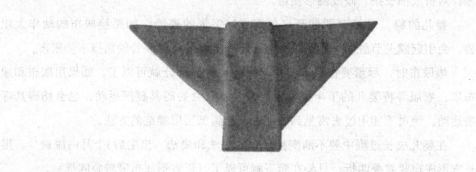

【方法2】

步骤1：摆好正方形的尿布。

步骤2：像折纸飞机一样，以斜线为中心，将两边折过来。

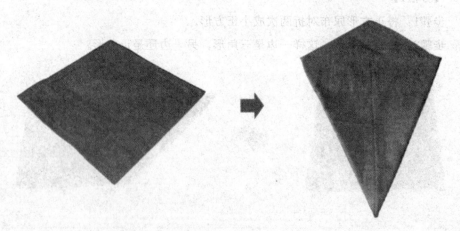

步骤3：再把上面的三角形部分折下来。

步骤4：将下面的角往上折即完成。

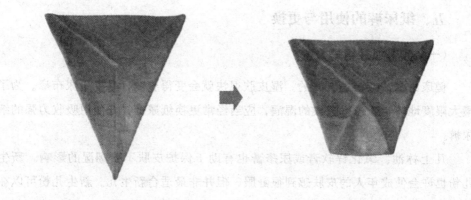

（二）使用尿布时应注意的问题

（1）不应在尿布外再垫塑料布或橡皮布。因为塑料布或橡皮布不透气、不吸水，尿液渗不出去，会使新生儿臀部的小环境潮湿、温度升高，容易发生尿布疹和霉菌感染。但是可以在夜间用棉花、棉布做成厚的尿布垫垫在尿布外面，但更换的间隔时间不宜过长。

（2）到了夏季，气候炎热，空气湿度大，给新生儿换尿布时不要直接用刚刚暴晒的尿布，需要等尿布凉透后再用。从防止发生尿布疹的目的出发，在夏季应该增加新生儿"光屁股"的时间。

（3）气候寒冷的冬季，在给新生儿换尿布时，要用热水袋先将尿布烘暖，也可放在大人的棉衣内焐热再用。这样新生儿在换尿布时就不会有不舒服的感觉。

（三）换尿布的方法

至少要为新生儿准备15～20套尿布，条件许可，最好准备30套。

换尿布要在做好全部准备以后，快速换上。在冬季，要用暖炉将尿布烤暖些，换尿布人的手也要暖和。

大便后换尿布时，应先用尿布干净的部分擦净臀部的大便，再用脱脂棉或纱布浸泡在热水里，拧干后擦干净臀部；小便后换尿布时，也应该这样做。

给女婴擦臀部时，要从前向后擦。也就是先洗小便部位，再洗大便部位。给男婴擦臀部时，要看阴囊上是否沾有大便。换完尿布，一定要洗手以保持清洁。

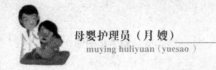

五、纸尿裤的使用与更换

（一）使用纸尿裤的方法

健康的皮肤应当是干爽的。湿皮肤很快就会变得脆弱，易发生尿布疹。为了最大限度地减少纸尿裤造成的湿润，应当经常更换纸尿裤，并使用吸收力强的纸尿裤。

凡士林油、氧化锌软膏或尿疹膏也有助于保护皮肤不受潮湿的影响。新生儿粉也许会使成年人的皮肤感到很舒服，但并非最适合新生儿。新生儿粉可以在短时间里减少纸尿裤与新生儿皮肤之间的摩擦，但是一旦被尿浸湿，就不起作用了。

（二）使用纸尿裤时应注意的问题

（1）换纸尿裤要及时。新生儿的尿中常溶解着一些身体的代谢物，如尿酸，尿素等。尿液一般呈弱酸性，会形成刺激性很强的化合物。吃母乳的新生儿大便呈弱酸性，吃牛奶的新生儿大便呈弱碱性；吃母乳的新生儿大便会稍微稀一点，吃牛奶的新生儿大便会稍干一些。无论是干便、稀便，或者是酸性、碱性物质，对新生儿的皮肤都具有刺激性。如果不及时更换纸尿裤，娇嫩的皮肤就会充血，轻者皮肤发红或出现尿布疹，严重时还可能引起腐烂、溃疡、脱皮。

（2）纸尿裤的接头要粘牢。为新生儿更换纸尿裤时，一定要使接头粘住纸尿裤。如果使用了新生儿护理产品，如油、粉或沐浴露等，则更要特别注意。这些东西可能会触及接头，使其附着力降低。

（3）在固定纸尿裤时，要保证手指的干燥和清洁。

相关知识：

为新生儿选择纸尿裤的原则

1.试用原则

在没有确定哪种纸尿裤适合新生儿之前，最好先选择小包装的产品试用，并从舒适性、透气性、吸水量、有无侧漏以及尺寸等几个方面进行评价。

2.经济性原则

虽说价格贵的通常会比较好，但也没有必要完全以价格作为衡量标准。布尿片其实也不错，只要护理得当，多费点心，也不会出现尿布疹等问题。

3.时效性原则

一是根据新生儿的生长情况选择大小、松紧合适的纸尿裤，同一型号的不要储存太多；二是根据不同的季节做适当调整，比如夏季应选择柔软、轻薄、透气的，外出时可以使用拉拉裤。

4.个体化原则

每个新生儿的身体发育情况都不同，应该根据新生儿的具体情况适时进行调整。大腿长得较粗胖的，最好选择大一码的纸尿裤；活泼好动的，应该选择有加高腰身、弹力腰围和带有侧边的纸尿裤，尤其注意裆位不能太宽；脐带尚未脱落的新生儿，可以选择肚脐处有缺口的或有护脐孔的纸尿裤。

（三）换纸尿裤的方法

对于新生儿，似乎要一直不停地换纸尿裤。随着新生儿的不断成长，纸尿裤的更换次数会逐渐减少，开始时平均每天10次左右，逐渐减少到6次左右。

1.何时更换纸尿裤

应当何时更换纸尿裤，可依照以下条件简单指导：

（1）在每次喂奶之前或者之后。

（2）在每次大便之后。

（3）在新生儿睡觉之前。

（4）当新生儿醒来时。

（5）带新生儿外出之前。

2.更换纸尿裤的详细步骤

（1）准备工作。在更换纸尿裤时，手边应当准备好：

✓一条干净的纸尿裤。

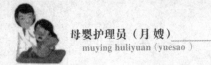
✓一包湿纸巾。

✓一条新生儿隔尿床垫。

✓一条软毛巾。

✓一小盆温水。

✓尿疹膏或凡士林油。

一定要在更换之前将一切都准备就绪，千万不要将新生儿独自留在床上。

（2）换尿布

✓让新生儿平躺在床上，将新生儿隔尿床垫垫在其身下。

✓拿掉湿的尿裤，将新生儿双脚向上抬高固定好，并用湿纸巾由上而下擦拭。

✓如果只是尿湿了，换一条即可。

✓如果新生儿的屁股上还沾上了大便，应当先用湿纸巾或软毛巾将大便擦去，再用温水将臀部清洁干净。除非新生儿有腹泻，否则没有必要使用肥皂。腹泻时，可使用新生儿专用肥皂（即使是柔性肥皂也会将新生儿皮肤上重要的自然油消除掉）。

✓擦净后，将新生儿臀部抬高，涂上软膏或者凡士林油。

✓将纸尿裤有胶带的部分朝向腰部方向，垫在臀部下方，将纸尿裤包起来。

 特别提示

若新生儿脐带尚未脱落，为避免纸尿裤摩擦脐部，可将纸尿裤上缘向内折，露出脐部，双侧胶带粘于纸尿裤不光滑面，即可重复粘贴。

纸尿裤的松紧度是否合适，可将双手食指放入纸尿裤间，测试是否太紧或太松。

（四）换纸尿裤步骤图解

见下页图。

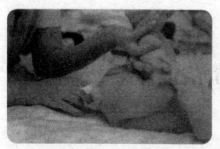

1.更换新尿布前，先清理之前的排泄物

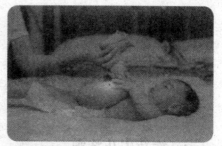

2.放纸尿裤

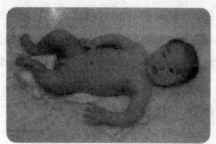

3.放纸尿裤时，注意将有粘贴胶纸的一边置于婴儿的屁股后面，而放置的角度上，纸尿裤的上缘与婴儿的腰际等高即可

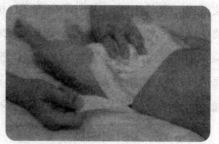

4.假如是女婴，其后面的尿布长度应该留长一些；如果是男婴，则应该将前面尿布留长一些

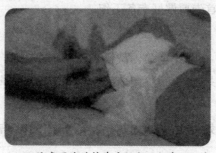

5.注意两边的裤脚应保留两指宽，以免婴儿觉得太紧不舒适

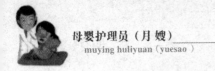

第五节 清洁卫生

一、给新生儿洗澡

给新生儿每天洗澡是护理工作中不可少的一项重要事情，新生儿的新陈代谢旺盛，容易出汗，大小便次数多，因而新生儿娇嫩的皮肤很容易受到这些排泄物的刺激，如不及时清洗，皮肤就会成为病菌生长繁殖的地方，最终导致皮肤感染。因此，要经常给新生儿洗澡。一般在新生儿出生后第2天就可以洗澡了。冬季每天一次，夏季每天1～2次。经常洗澡有利于血液循环，帮助皮肤呼吸，还可以通过水的压力、温度等刺激起到锻炼身体的作用，促进新生儿的生长发育。

（一）洗澡时间安排

洗澡应安排在新生儿吃奶前1～2小时，以免发生吐奶。

（二）洗澡准备工作

给新生儿洗澡前，首先要做好准备工作。

1. 物品准备

准备洗澡用的物品，如小浴盆、洗澡和洗头的小毛巾、无泪洗发精、沐浴液或婴儿皂、润肤露或爽身粉等，洗澡后的用品也要事先准备好，如大浴巾、干净尿布、衣裤、包被等。

新生儿的洗澡盆最好专用，洗澡前先将澡盆刷干净，有条件可以用热水烫洗澡盆杀菌。

2. 房间温度

将洗澡房间的温度调到25～30摄氏度。

3. 洗澡水的准备

新生儿皮肤娇嫩，为避免烫伤新生儿皮肤，给新生儿洗澡的水温应控制在38～41摄氏度。应先放冷水再放热水（这个顺序要求每个父母都应特别注意，如果先放热水忘记放冷水，很容易引起宝宝皮肤烫伤），然后用手背或手腕部试水温。因为这两个部位皮肤较敏感，可以感知水温是否适合宝宝，水温以不觉得烫为宜。也可以使用专门的水温计测量水温，使水温控制更加准确。

准备工作做好之后，便可以开始洗澡了。

（三）洗澡的具体方法

1.脱衣

成人坐在小椅子上，给新生儿脱去衣服，用大毛巾将新生儿的身体包裹好，让新生儿仰卧在成人的左侧大腿上。

2.洗脸

洗脸的方法请参考本章第六节关于新生儿头面部护理的内容。

3.洗头

先给新生儿洗头，给新生儿洗澡者用左手托住新生儿的头部和颈部，左手的拇指和中指从新生儿头的后面压住双耳，使耳廓盖住外耳道，以防止洗澡水流入耳道内，再用右手为新生儿洗头。

洗头用的洗发液最好是对眼睛无刺激性的，以免流入眼睛中引起疼痛，导致婴儿以后惧怕洗头或洗澡。

洗完后一定要用清水冲洗干净，并用毛巾轻轻擦干头发。

4.洗颈部和上半身

先用大毛巾将下半身包裹好，用浴盆中的水依次清洗颈部、腋下、前胸、后背、双臂和双手，洗净后擦干，注意洗上半身时，不要使洗澡水流入脐部。

5.洗下半身

用干净的大毛巾将新生儿的上半身包裹好，开始洗下半身。

（1）使新生儿卧在成人的左手臂上，头靠近成人的左胸前，用左手托住新生儿的大腿和腹部，从前面向后清洗会阴部，然后再清洗腹股沟处、臀部、双腿和双脚。

 特别提示

清洗会阴部时应从前向后清洗，洗男婴的外阴时，应将男婴的包皮轻轻上翻，用水洗去积垢，以防以后的包皮粘连；清洗女婴会阴时，应将大阴唇轻轻分开，用水冲洗其中的污垢，但不可用力擦洗。

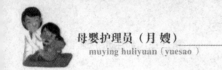

（2）洗后用毛巾擦干。如在夏天，在洗完澡后可用棉花沾少许爽身粉或用手涂上薄薄一层爽身粉，轻轻地涂在新生儿的皮肤上，绝不可直接将爽身粉撒在新生儿的身上，以免吸入鼻孔中或散落在眼睛中。在皮肤的皱折处最好不用爽身粉，可涂上少许经过消毒的婴儿润肤油，以防皮肤糜烂。新生儿的会阴部不可使用爽身粉。

冬季可使用婴儿润肤露滋润新生儿肌肤，降低皮肤表面摩擦。

6.穿衣

最后给新生儿垫尿布、穿衣、用包被包裹起来。可喂一点儿奶，起到保暖的作用，最后将新生儿放入小床中。

（四）新生儿洗澡禁忌

以下几种状况千万别给新生儿洗澡：

状况一：遇有频繁呕吐、腹泻时暂时不要洗澡。

洗澡时难免搬动新生儿，这样会使呕吐加剧，还会造成误吸呕吐物。

状况二：发热或热退48小时以内不建议洗澡。

给发热的新生儿洗澡，很容易使新生儿出现寒颤，甚至有的还会发生惊厥；不恰当的洗澡有时会使皮肤毛孔关闭导致体温更高，有时又会使全身皮肤毛细血管扩张充血，致使新生儿身体的主要脏器供血不足。另外，发热后新生儿的抵抗力极差，马上洗澡很容易遭受风寒引起再次发热，故主张热退48小时后才给新生儿洗澡。

状况三：当新生儿发生皮肤损害时不宜洗澡。

新生儿有皮肤损害，诸如脓疱疮、疖肿、烫伤、外伤等，这时不宜洗澡。因为皮肤损害的局部会有创面，洗澡会使创面扩散或受感染。

状况四：喂奶后不应马上洗澡。

喂奶后马上洗澡，会使较多的血液流向被热水刺激后扩张的表皮血管，而腹腔血液供应相对减少，这样会影响新生儿的消化功能。其次由于喂奶后新生儿的胃呈扩张状态，马上洗澡也容易引起呕吐。所以洗澡通常应在喂奶后1～2小时进行为宜。

状况五：低体重儿要慎重洗澡。

低体重儿通常指出生体重小于2 500克的新生儿。这类新生儿大多为早产儿，由于早产儿发育不成熟，生活能力低下，皮下脂肪薄，体温调节功能差，很容易因环境温度的变化出现体温波动。所以，对这类特殊的新生儿要慎重决定是否可以洗澡。

二、给奶瓶消毒

（一）准备器具

消毒器及有盖的大锅，待消毒的奶瓶、奶嘴、奶盖，宜准备6～8只奶瓶，洗奶瓶用毛刷（1支）、镊子（夹奶瓶、奶嘴用）。

（二）消毒方法

（1）先用肥皂清洗双手，用干净的消毒锅加八分满的水，准备加热。

（2）将耐热的玻璃奶瓶、镊子等器具于冷水时放入锅内煮10分钟，再将较不耐热的器具包括奶嘴、奶盖、奶圈等用纱布包着一起放入煮5～10分钟。

（3）最后将消毒好的奶瓶放置在干净的地方晾干，以备使用。

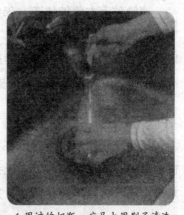

1.用过的奶瓶，应马上用刷子清洗

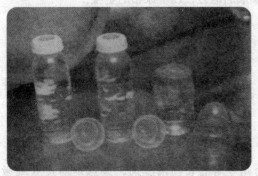

2.不太好洗的奶垢，可先装清水浸泡一会儿再刷洗

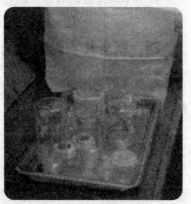

3.消毒过的奶瓶应用纱布盖起来，避免受污染

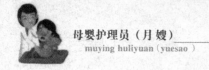
三、尿布的清洗

尿布的清洁与新生儿的健康有密切关系，尿布清洗方法不当，可导致新生儿发生尿布疹。洗尿布不能用洗衣粉、药皂和碱性强的肥皂，这些都会刺激新生儿的皮肤，易引发尿布疹。

（一）正确的洗法

新生儿的尿布在每天大小便后均要清洗。最好是用一块清洗一块，为省事方便也可将尿布集中起来清洗，但一次不能洗得太多，以免洗不干净。

清洗小便的尿布时，可先用清水，最好是用热水浸泡片刻后，再清洗2～3遍，拧干后，再用开水烫一遍。

清洗粘有大便的尿布，先使用凉水，用刷子将尿布上的大便洗刷掉，然后将中性肥皂擦在尿布上放置20～30分钟，再用开水冲烫，待水冷却后再搓洗干净，以尿布上无大便的黄色痕迹为准，再用清水冲洗2～3遍，将残留在尿布上的肥皂冲洗干净，避免刺激新生儿的皮肤。

（二）晾晒与整理

尿布洗干净后，最好放在太阳下面晒干，这样尿布既干爽，又可达到杀菌消毒的目的。如遇到梅雨天，无条件晾晒时，也不可用炉火烘烤，以防止尿布返潮刺激皮肤，可以用熨斗烫干，这样尿布不易返潮，较为干爽舒适，又可达到消毒的目的。

将干净尿布依次叠好，放在便于拿取的地方，以备尿布的更换。

四、新生儿衣服的清洗

新生儿的衣服脏后应及时清洗，尤其是沾上各种顽固污渍的衣物，越快处理，效果越好。

（一）用专用洗衣液洗

在选择洗涤剂时，尽量选择婴幼儿专用的衣物清洗剂，或选用对皮肤刺激小、加酶的洗衣粉，以减少因洗涤剂残留导致的皮肤损伤。可用温水加适量的洗涤剂浸泡10～20分钟后再洗，然后彻底地冲洗干净。如果没有专用洗涤剂，用肥皂也可以。

特别提示

　　有些洗涤剂说明上写着有除菌、漂白的功效，有人会问是不是洗衣时加入这些东西更好呢。其实，这些除菌剂、漂白剂一般很难清洗干净，所以还是不用为好。最好的消毒办法就是将衣服放在阳光下晾晒。

（二）手洗

　　婴幼儿衣物用洗衣机洗涤，会沾上许多细菌，这些细菌对成人来说不会产生不良影响，但对婴幼儿可能就会引起麻烦。因为他们的皮肤抵抗力差，很容易引起过敏或其他皮肤问题。

（三）内衣和外衣分开洗

　　通常情况下，外衣比内衣更加容易藏污纳垢，而作为新生儿的贴身衣物，内衣多是棉的，更应该保持干净，因此必须分开清洗。

（四）新生儿的衣服要单独洗

　　将新生儿的衣服和成人的衣服混洗有可能让新生儿的衣服感染上各种成人衣物上的细菌，而细菌也会通过衣物传染到新生儿娇嫩的肌肤上。对于成人来说，一些低过敏性细菌引起的伤害不值一提，而对于宝宝来说，他们自身的免疫系统尚未完善，抵抗力较弱，因此较容易出现皮肤过敏，如红斑、红疹、丘疹、疱疹，甚至脱皮等。所以，一定要将婴儿的衣服单独洗。

（五）漂洗干净

　　无论是用什么洗涤剂洗，漂洗都是一道马虎不得的程序，一定要用清水反复洗两三遍，直到水清为止。如果没有彻底地将残留在衣服中的洗涤剂清洗干净，宝宝很容易出现皮肤损伤。

（六）正确晾晒

　　婴幼儿衣物可放在阳光下晾晒，虽然阳光可能缩短衣服寿命，但能起到杀毒的作用，况且幼儿也长得很快，衣服使用时间短些也没关系。尽量不要晾晒在阳

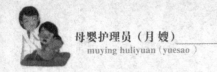
光少、不通风的地方。

（1）为防止褪色，可将衣物翻过来晾晒。

（2）从下面将衣架放入衣服，以免将领口撑大。

（3）选择婴幼儿专用衣架，或将衣物平铺在晾衣架上晾干，避免直接在晾衣绳上用夹子夹住肩部或底部晾晒，以免衣物被拉伸变形。

（4）尿布类物品用一根绳子搭着，用衣夹夹住即可。

（5）零碎的围兜、袜子、手帕等，用圆形的多头夹子衣架夹起来晾晒即可。

（七）衣物存放

（1）衣物要存放在专用的小柜子里。衣服应晾晒干透后整齐叠放，避免因没有干透而产生异味。

（2）衣物要放在干燥通风的地方，如木制衣柜，最好经常打开通通风，保持衣物干燥。

（3）衣柜里不要放樟脑丸和其他驱虫剂。

第六节　新生儿专业护理

一、新生儿头面部护理

（一）新生儿头面部生理特点

新生儿的头部相对较大，约为身长的1/4，出生时头围33～34厘米，前囟门斜径为2～2.5厘米（前囟门约在12～18个月时闭合），后囟门尚未闭合（后囟门于2～4个月时闭合）。可隐约辨认骨缝，头皮可由于局部水肿而形成产瘤，随着时间的推移可自行吸收消失。

面部皮肤与全身皮肤一样十分娇嫩，其上覆以多少不均的灰白色胎脂，以后逐渐吸收。胎脂吸收后，由于表皮薄，皮肤由于血管丰富而呈浅红色。多数新生儿在生后2～3天可出现黄疸，约在生后10～14天消退。

（二）头面部的一般护理与清洁

1.准备用品

（1）婴儿专用脸盆一个（内置半盆温水，水温为 38 ~ 43 摄氏度）

（2）柔软棉质小毛巾两条。

（3）婴儿洗发香波一瓶。

（4）茶壶一把（内置温水）。

2.操作方法

步骤1：洗脸。用左臂抱起新生儿，并用左肘部和腰部夹住婴儿的臀部和双下肢，左手托住头颈部，用拇指和中指压住婴儿双耳，使耳廓盖住外耳道，防止洗脸水进入耳道引起炎症。用右手将一块小毛巾沾湿后略挤一下开始洗脸，顺序为：眼→前额→颊部→嘴角→面部。擦过一只眼后要将毛巾换另一面，洗完脸后须将毛巾在水中清洗一下再擦洗其他部位。

步骤2：洗头。先将婴儿洗发香波倒少许于手中，轻轻在头上揉洗，注意勿流进眼睛里及耳道内，最后请另一人帮助用小茶壶的温水冲净头发并用毛巾擦干。

洗完换上干净衣服后，将婴儿抱起，用消毒棉棒擦净婴儿鼻腔分泌物及外耳道的水渍。注意动作一定要轻柔，棉棒不可探入鼻腔和耳道深处，只在外围处理一下即可。

 特别提示

> 由于新生儿皮肤特别娇嫩，其体内免疫机制的建立尚不完善，皮肤稍有破损即可感染，如处理不当，严重者可致败血症，因此，用毛巾擦干时一定要轻柔，最好用干毛巾吸干水分。

二、新生儿眼、耳、口、鼻护理

（一）新生儿眼、耳、口、鼻的特点

1.眼睛

眼睑处可见到微小的出血点，此时新生儿的眼睛发育尚不成熟，有一个生理性远视过程。大部分新生儿眼运动不协调，常有生理性斜视，一般在出生后2~4周消失，故不能在婴儿床上方挂固定的玩具，否则就会有引发内斜（俗称对眼）

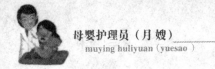
的可能。

2.耳

耳软骨发育良好，已形成耳廓。出生后2~7天开始有听觉，2~4周时能较专注地听外界声音。

3.口

口腔内牙龈和硬腭上有小白点，俗称"马牙"，属正常现象，一般在出生后2~3周逐渐消失。

4.鼻

鼻尖部可见到粟粒疹，鼻腔较狭窄，鼻黏膜柔软而富有血管，遇到轻微刺激就容易充血、水肿而发生鼻塞现象。

（二）新生儿眼、耳、口、鼻的护理

1.眼部护理

（1）如不慎将浴液或肥皂水流入婴儿眼内要进行眼部冲洗。

准备用品：护理篮内放细颈小茶壶一把，内盛适量温开水，消毒棉棒一包，盛污物小盘一个，接水脸盆一个，0.25%氯霉素眼药水一支。

操作步骤：

步骤1：需两人协作，一人将婴儿抱好，如冲洗左眼则将婴儿头偏向左侧，头下方地上放置脸盆，右手将婴儿左眼上下眼睑分开，另一人将细颈小壶壶嘴离婴儿头部约1~2厘米时，将小壶略倾斜，使水缓缓冲向婴儿眼睛。

 特别提示

注意冲时勿将水流入婴儿耳道，水温不可过高，冲洗时水压不可过大，以免损伤婴儿眼部组织。

步骤2：冲洗完毕用消毒棉棒吸净眼周水渍。需要时如步骤1冲洗对侧眼睛，冲后双眼各滴0.25%氯霉素眼药水1~2滴。

（2）新生儿如患眼角膜炎时，则需按时点眼药。

准备用品：护理篮内放消毒棉棒一包，小毛巾一块，利福平或0.25%氯霉素眼药水、盛污物小盘一个。

操作步骤：

步骤1：操作者先冲洗双手，将小毛巾放于患眼外侧。

步骤2：用左手拇指、食指轻轻分开婴儿的上下眼睑。

步骤3：右手持药瓶至离眼2厘米处时滴药1～2滴后放开手。

步骤4：用消毒棉棒轻擦眼周药液。

如双眼发炎，则先滴患病较轻的眼睛。

 特别提示

　　用药前先将药瓶对着光线仔细观察，如有絮状物或药液混浊均不可使用。药液用完放置冰箱中冷藏。如为利福平，开瓶使用24小时后即不可再用。滴药时勿使药液流入同侧耳道。

2.鼻部护理

新生儿鼻黏膜柔软并有丰富的血管，遇到轻微刺激就容易充血、水肿，使原来较狭窄的鼻腔更加狭窄而致呼吸不畅。另外，鼻腔分泌物也是造成新生儿鼻堵的重要原因。

（1）准备用品。护理篮内放消毒棉棒一包，清水一碗。

（2）操作步骤。清理鼻腔分泌物时，切勿用镊子强力夹出，要先软化鼻痂，用棉棒蘸清水往鼻腔内各滴1～2滴，或将母乳、牛奶滴入亦可，经1～2分钟待鼻痂软化后再用干棉棒将其拨出，或用软物刺激鼻黏膜引起新生儿打喷嚏，鼻腔的分泌物即可随之排出，从而使新生儿鼻腔通畅。

3.耳部护理

足月新生儿耳壳已完全成型，但外耳道相对较狭窄，一旦污水流入耳道深处，极易引起发炎，严重者可致外耳道疖肿。由于新生儿的骨骼未发育完全，外耳道几乎是一条缝隙，发生炎症后，对神经的压迫和刺激也很重，所以疼痛较剧烈，新生儿就会哭闹不安，夜间也难安睡，抱哄都没有效果。因此，外耳道的炎症也是引起新生儿常常哭闹不安的原因之一。因此，无论是给新生儿洗头、洗澡或滴眼药，一定注意勿使污水、药液等流入耳道深处。一旦发生外耳道炎症时，应及时去医院就医，按时服药、滴药，局部热敷。

（1）准备用品。护理篮内放所需药水，消毒棉棒1包、盛污物小盘一个，3%双氧水或生理盐水一瓶。

（2）操作步骤

步骤1：操作者先洗净双手，将新生儿侧卧，患耳朝上。

步骤2：用无菌棉棒轻擦外耳道分泌物，必需时用生理盐水或3%双氧水清洗外耳道，左手牵引耳廓，右手用滴瓶或滴管将药液滴入耳道后壁3～5滴。

步骤3：轻压耳廓，使药液沿耳道壁缓缓流入耳内，婴儿保持原位5分钟左右。

 特别提示

注意滴耳药的温度应接近体温(37.7摄氏度为宜)，以免引起眩晕、恶心等不良反应，注意滴药时一手拉住耳廓向后下方牵引，使外耳道成垂直方向，使药液顺利进入外耳道深部。

4.口腔护理

正常新生儿无须进行口腔护理，只需奶后擦净口唇、嘴角、颏下的奶渍，保持皮肤黏膜干净清爽即可。如患了口腔炎症或其他口腔疾病则需做口腔护理。

（1）准备用品。护理篮内放治疗碗一个，内放生理盐水浸泡的大棉球6个，消毒液体石蜡油1瓶，或煮沸过的食用植物油也可以，小镊子1把，棉棒1包，内装温水的小茶壶1个，小毛巾2块。

（2）操作步骤

步骤1：先洗净双手，使新生儿侧卧，将毛巾围在颏下及枕上，防止沾湿衣服及枕头。

步骤2：用镊子夹住1个盐水棉球，先擦两颊内部及齿龈外面，再擦齿龈内面及舌部，每擦一个部位，至少更换1个棉球。注意勿触及咽部，以免引起恶心。

步骤3：擦洗之后用毛巾擦净面部及嘴角，口唇干燥者涂以石蜡油或食用植物油，口腔内根据需要涂药。

 特别提示

做口腔护理时使用的物品一定要清洁卫生，经过消毒方可使用。棉球蘸取的溶液不可过多，以防婴儿将溶液吸入呼吸道，操作时动作要轻，棉球要夹紧，防止棉球掉到口腔后部，堵住咽喉部造成窒息。

相关知识：

马牙

大多数婴儿在出生后4～6周时，口腔上腭中线两侧和齿龈边缘出现一些黄白色的小点，很像是长出来的牙齿，俗称"马牙"或"板牙"，医学上叫做上皮珠，上皮珠是由上皮细胞堆积而成的，是正常的生理现象，不是病，"马牙"不影响婴儿吃奶和乳牙的发育，在出生后的数月内会逐渐脱落，有的婴儿因营养不良"马牙"不能及时脱落，这也没多大妨碍，不需要医治。

"马牙"一般没有不适感，个别婴儿可出现爱摇头、烦躁、咬奶头，甚至拒食，这是由于局部发痒、发胀等不适感引起的，一般不需做任何处理，随牙齿的生长发育，"马牙"或被吸收或自动脱落。

有些人不知道"马牙"的来历，以为是一种病，用针去挑，或用布去擦，这都是很危险的，因为婴儿口腔黏膜非常薄嫩，黏膜下血管丰富，而婴儿本身的抵抗力很弱，针挑和布擦损伤容易引起细菌感染，发生口腔炎症，甚至发生败血症，危及婴儿生命，如果"马牙"过大，影响婴儿吸奶，可用2%红汞消毒，用消毒针挑破"马牙"，放出内容物，即可愈合。

三、新生儿脐带护理

（一）日常观察

新生儿脐带在正常情况下于出生后3～7天脱落，脱落的时间早晚因不同的结扎方法稍有差别。在脐带脱落前，脐部易成为细菌繁殖的温床。为了保护脐部，医护人员往往将脐部敷上纱布。纱布应该在出生后12～24小时内去除，如果包扎时间过长，纱布容易被新生儿的大小便污染，反而给细菌在脐部生长繁殖创造了条件。脐部的纱布去除后，要细心观察脐带，如果发现有下面几种异常情况，要及时处理。

1.脐周皮肤红肿

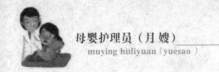
脐带刚刚脱落的1～2天之内，脐窝看起来有点湿润，而周围的皮肤正常，并且上边的分泌物看起来有点像黄色的凝状果冻，没有脓液也没有臭味，这都是正常现象。

如果2天以后脐部还没有变干燥，而且皮肤红肿，则是脐炎的征兆了，要赶紧去医院就医。切不可自己买消炎水等自行处理。

2.脐窝渗液

脐带自然脱落后，脐窝会有些潮湿并有少许米汤样液体渗出，这是脐带脱落的表面还未完全被上皮细胞覆盖，肉芽组织里的液体渗出所致。可用75%酒精擦净，一般一天擦1～2次即可，2～3天后脐窝就会干燥。

3.脐窝脓液

新生儿脐窝里经常有分泌物，分泌物干燥后能使脐窝和脐带的根部发生粘连，这时脐带表面看起来很干净，其实脐窝里可能积有脓液。遇到这种情况，应在每天给婴儿洗澡之后用棉签蘸75%酒精，一只手提起脐带的结扎线，另一只手用酒精棉签仔细分离脐窝和脐带根部的粘连部分，周边都分离开后，换新的酒精棉签从脐窝中心向外转圈擦拭，擦拭干净后再把提过的结扎线涂上酒精。

4.脐带出血

脐带出血一般是由于脐带结扎不紧或结扎用的丝线太粗引起；另外，有时脐带脱落时也会出血，这是因脐带根部细小血管损伤所致，一般出血量不多。

出现脐带出血情况时，可用酒精仔细消毒脐带及周围皮肤，再用酒精浸泡过的细丝线结扎。结扎后用棉签蘸碘酒消毒脐带断端。

5.脐带被污染

脐带脱落前或刚脱落，脐窝还未干燥时，应保证脐带和脐窝的干燥，即将脱落的脐带是一种坏死组织，为细菌的良好培养基。因此脐带一旦被水浸湿或被尿液污染，应马上用干棉球擦干，然后用碘酒及酒精棉签消毒。

夏季出生的婴儿，脐带和脐窝不易脱落和干燥，可用棉签蘸2%的龙胆紫绕脐带在脐窝内擦一圈。

（二）脐带清洁

为新生儿进行脐带清洁的步骤为：

步骤1：在帮新生儿清洁脐带前，用清水洗干净双手，尤其要注意清除指缝间隐藏的污垢。将75%酒精倒在两支待用的棉花棒上，直至棉花棒渗满酒精为止。

步骤2：掀起脐带，用棉花棒清洁脐带下的部位，持棉花棒的手势应与肚脐成

45°角（方便拭抹），并顺同一方向围绕肚脐抹一圈。

步骤3：换上另一支干净棉花棒，由脐带底部顺同一方向抹一圈。

步骤4：清洁完毕，帮新生儿穿纸尿片时，要注意松紧适宜，不能包得过紧，避免压紧新生儿的肚子；也不能包得过松，以免漏尿弄脏肚脐。

 特别提示

1.清洁脐带时，勿将酒精涂抹至其他部位的皮肤，避免刺激宝宝幼嫩的皮肤。

2.棉花棒细长，较容易清洁污垢，效果比棉花球好。

3.不要将棉花棒来回揩拭肚脐，避免将污垢再带至已清洁过的部位。

4.新生儿出生后2～3周，脐带干透后会自动脱落；脐带脱落后1～2日可继续用75%酒精清洁肚脐。

5.每天清洁肚脐一次已足够，若尿液弄脏肚脐，可再用75%酒精清洁一次。

四、新生儿指甲护理

（一）勤为新生儿修剪手指甲

新生儿的指甲长得特别快，1～2个月大婴儿的指甲每天生长0.1毫米。若婴儿的指甲过长，不仅容易藏污纳垢，也可能会抓伤自己的脸和皮肤而引起感染，所以间隔1周左右就要给新生儿剪1次。为新生儿剪指甲应注意：

（1）婴儿指甲剪应是钝头的、前部呈弧形的小剪刀。

（2）剪指甲时一定要抓牢新生儿的手，避免因晃动而将其弄伤，可以选择新生儿睡觉的时候修剪。

（3）用拇指和食指握住婴儿手指，另一只手拿剪刀从一边沿着指甲自然弯曲转动，剪下指甲。不要剪得太深，以免伤到指甲下的嫩肉。

（4）摸摸剪过后的指甲，不要有棱角或尖刺，以免宝宝抓伤自己。若有则应修剪成圆弧形。

（5）如果指甲下方有污垢，不可用锉刀尖或其他尖锐的东西清除，以防损伤感染，应在剪完指甲后用水洗干净。

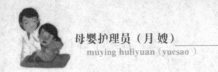

（6）如果不慎误伤了婴儿的手指，应尽快用消毒纱布或棉球压迫伤口，直到流血停止，再涂抹一些碘酒或消炎软膏消毒。

（二）不用担心新生儿脚趾甲长进皮肤里

新生儿脚趾甲的生长速度比手指甲生长速度慢，但脚趾甲周围常常环绕着隆起的皮肤，因此很不好剪。不用担心脚趾甲会长进皮肤里，新生儿很少发生这样的情形。

（三）不要给新生儿戴手套

许多家长看到宝宝的小手无目的地抓摸，担心他们会抓伤自己，又不敢为其修剪指甲，就给孩子戴上手套。戴手套看上去似乎可以避免新生儿抓伤皮肤，但从婴儿发育的角度看，这种做法直接束缚了新生儿的双手，使手指活动受到限制，不利于触觉的发育，影响了精细动作的发育和智力发育。

另外，有些针织手套或用其他棉织品做的手套内部有线头，很容易缠住孩子的手指，影响手指局部血液循环，如果发现不及时，有可能引起新生儿手指的坏死等严重后果。因此，从新生儿手指发育和安全的角度考虑，家长不宜给新生儿戴手套。

一个出生仅40多天的女婴被焦急的父母送到深圳儿童医院急救科。医生发现，她的食指远端因血液受阻缺血而坏死，不得不采取截指手术。原来，孩子的父母怕孩子抓伤自己的皮肤，用柔软的纱布给她缝制了手套。他们万万没有想到，孩子的手指在手套内活动时勾起了里面的纱线，纱线就缠绕在手指上，手指的活动使纱线越勒越紧。孩子因疼痛而哭闹，可家长没有想到是手指头出了问题。仅仅数小时后，就造成了无法挽回的伤害。

五、新生儿的抱法

新生儿的身体很柔软，尤其是颈部与脊椎，自己根本不能抬起头或将头四周转动，只能依靠护理人员的帮助完成转动。

（一）喂奶时的抱法

轻轻地将婴儿的头放在左胳膊弯中，左小手臂拦住婴儿的头颈部，左手掌放在婴儿的背部或腰部，右手臂放在婴儿的腿部，右手掌托住婴儿的屁股。

（二）洗头时的抱法

用左手手掌托起婴儿的头部，将婴儿夹在腋下，托住头部的这只手臂的肘部可夹住婴儿的小屁股（借助髋关节的力量），另一只手为婴儿洗头或做其他护理。

（三）吃奶后的抱法

一只手托起婴儿的头颈部，另一只手托住婴儿的小屁股，使婴儿趴在你的肩上，然后用先前托头的手轻拍婴儿的背部。注意不要挡住婴儿的鼻子。

（四）和婴儿玩时的抱法

把婴儿放在双腿上，用手托住婴儿的头颈部就可以逗着玩了，也可以把婴儿放在腿上，头放在左右手的任何一边，再逗着玩。

六、新生儿长痱子的预防和护理

（一）如何防治新生儿长痱子

1.长痱子的原因

当外界气温增高，湿度大时，汗腺不能及时地挥发，导致汗孔、角质层被浸渍发炎，使汗液排泄不出，留滞于真皮内而引起长痱子。因此，肥胖或穿着过厚、过暖以及过敏的新生儿，当室内通风不良和夏季炎热的情况下就更容易长痱子。

2.长痱子的部位及症状

新生儿长痱子常见于面、颈、背、胸及皮肤皱褶等处。并可见成批出现的红色丘疹、疱疹，有痒感。

3.预防措施

（1）新生儿居室既应注意保暖又不能过热，夏季居室应通风凉爽。

（2）衣着不宜过厚、过暖或引起过敏。

（3）注意经常洗澡，洗澡后扑上婴儿爽身粉。

（4）入睡后要多给婴儿翻身，避免皮肤受压过久而影响汗腺分泌。

（二）出痱子怎么办

（1）勤换衣服和尿布，衣服要宽大，用棉布制作，不要穿得过多。

（2）经常躺着的婴儿，要经常换枕巾和翻身。

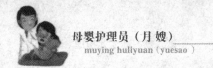

（3）勤洗澡，洗澡时一定要用温水，注意不要搔抓，忌用碱性肥皂，可以在洗澡水中加入花露水，洗完后擦干，然后在身上扑上含薄荷、冰片的痱子粉，起到清凉、止痒的作用。

（4）婴儿睡觉时除了要常换姿势，出汗多时还要及时给擦去，尽量少抱婴儿。

（5）可在洗浴后扑上痱子粉或涂炉甘石洗剂。忌用软膏、糊剂、油类制剂。

如果痱子形成了小脓疱，可以用75%酒精棉球擦破，然后涂上1%龙胆紫，必要时可在医生指导下用药。

注意：痱子成脓包后不能随便用手挤，以免感染和扩散。

（6）对于一些肥胖的新生儿，其皮肤皱褶部位，如脖子、腋下、大腿内侧等，痱子常常变成"对磨疹"，病灶呈潮红一片，脱屑、湿润，甚至糜烂、皲裂，这时更应该特别注意，最好在医生的指导下科学护理。

七、为新生儿测量体温

（一）为新生儿测体温的最佳部位

可在新生儿的颈前、腋下、口腔或肛门处测体温，口腔或肛门测得的体温较准确，但颈前或腋下更方便、安全。颈前或腋下体温正常范围为36～37摄氏度，而口腔、肛门处体温的正常范围为36.5～37.5摄氏度。

（二）测量体温的操作方法

口测、肛测不易操作，需一定技巧性，如口腔测体温要求温度计洁净，最好是舌下含着体温计的水银球部分，肛测前要在水银球部位涂少许凡士林，缓慢插入肛门约1.5～3厘米。口测或肛测的整个过程要尽量使新生儿保持安静，以免发生意外。以下主要介绍易于操作的腋下测温步骤。

1.准备工作

测量前，先准备好体温表，用右手拇指、食指握捏着体温表的末端（无水银球的一端），手腕快速向下、向外甩动几下，使水银柱降到35摄氏度刻度以下。甩表时要避免碰撞到其他物品，以免体温表被碰碎。

2.测温

测温时，解开或撩起婴儿的衣服，将体温表的水银端放置腋窝深处，使小儿屈臂夹紧体温表，5分钟后取出体温表。测量体温时应注意，体温表一定要放在婴儿腋窝深处并紧贴皮肤，否则会影响测量的准确性。

3.查看体温表读数

查看体温表读数时，手持体温表尾端呈水平位，使表上的刻度与眼睛平行，背光慢慢转动体温表，便可清晰地看到水银柱对应的度数。

腋测法正常体温为36～37.4摄氏度，超出37.4摄氏度则为发热。38摄氏度以下是低热，38～39摄氏度是中等热，39摄氏度以上是高热。对于发热的婴儿应每隔2～4小时测量一次体温，吃退热药或物理降温后30分钟应测量体温，以观察婴儿体温变化。

 特别提示

新生儿哭闹、进食热奶或水、洗澡后，体温都会较平时高；午后或晚上体温也比清晨高；环境温度很高时也会导致体温增高；有时感染很重体温反而很低。总之，不能仅靠体温来判断病情，还要综合精神状态、食欲及其他临床表现。

八、为新生儿测量体重和身高

（一）测量身高

（1）测量新生儿身高前先脱去新生儿的鞋、袜、帽、外衣裤及尿布。

（2）让新生儿仰卧在量板的底板中线上，面朝上，头接触头板。

（3）测量者站在新生儿的右侧，用左手按住新生儿的双膝，使两腿伸直、并拢并紧贴量板的底板；右手移动足板，使其紧贴新生儿的足底，读取身长的刻度值。

在家里，如果没有量板，也可让新生儿躺在桌上或木板床上，在桌面或床沿上贴软尺。在新生儿的头顶和足底分别放上两块硬纸板，测量方法和量板的量法一样，读取头板内侧至足板内侧的长度，即为新生儿的身长。

（4）测量身长时需注意足板一定要紧贴新生儿的足底，而不能只量到脚尖处，否则，会使测得的数值大于其实际身长。

（二）测量体重

新生儿出生时体重的正常范围为2 500～4 000克，低于2 500克为低体重儿，大于4 000克为巨大儿。

新生儿出生3～5天内，体重会发生暂时性的下降，但一般下降不超过300克。

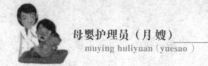
出现这种现象的原因是：新生儿要排泄大、小便，还会呕出一些出生过程中吸入的羊水，呼吸和皮肤也会散发一些水分，食量又小，母乳量往往也不足，因此造成体重的下降。一般只要哺乳得当，4天左右新生儿体重就开始回升，7～10天后即可恢复到出生时的体重。

测量新生儿的体重最好选用杠杆式秤，如钩秤、磅秤等。新生儿体重的测量方法有：

1.用婴儿磅秤测量

这种婴儿磅秤最大称量范围一般不超过15千克，测量时将新生儿放于秤盘中央即可读取体重。

2.用婴儿布兜加钩秤测量

这种方法所用的秤一般最大称量范围不超过10千克；婴儿布兜可用一块较结实的边长约50～60厘米的布制成，在其四角缝上较牢固的带子。测量时将新生儿放在布兜中央，拎起带子将布兜挂在秤钩上即可测量体重。注意不要将布兜提得太高以免新生儿跌落受伤，最好在床上给新生儿称体重，这样比较安全。

3.间接测量

若无专用婴儿磅秤时，可先由成人抱着站在普通磅秤上称量，然后再称成人的体重，用第一个重量减去成人重量，并扣除婴儿的衣服、尿布等重量，即为婴儿的体重。

当然，不管是用上述哪种方法称体重，均要将所称得的毛体重减去新生儿身上的衣服、鞋帽、尿布等的重量，这样得出的才是新生儿的净体重。

体重是反映新生儿生长发育的重要指标，是判断新生儿营养状况、计算用药量、补充液体的重要依据。

九、为新生儿拍嗝

（一）采用站式的拍嗝要领

（1）先在肩膀上铺条毛巾。

（2）抱起新生儿。用一只手扶助新生儿的屁股，另一只手托住新生儿的脖子，使新生儿躺在你身上。注意：由于新生儿的脖子还无法有效支托，所以抱新生儿时，务必以手掌完全托住新生儿的头部和脖子才行。握住新生儿脖子的方式：张开手掌，以虎口为中心，依序托住新生儿的头、颈、肩，然后以手臂撑住新生儿的背。

（3）将新生儿的屁股往上抬，重心前倾，使头靠到肩膀的毛巾上，并略微调整毛巾的位置。

（4）将手掌略微弓起，使手心呈弓状。

（5）由新生儿肚脐正对的背部位置开始拍，由下而上，慢慢将新生儿体内的空气拍出。

（二）采用坐式的拍嗝要领

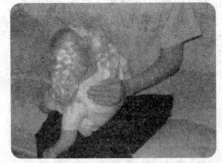

坐式拍嗝

（1）抱起新生儿，让新生儿坐在你的大腿上，用手掌扶住新生儿的屁股，以手臂托住新生儿的背，并让新生儿的头部枕在你的臂弯里。

（2）垫毛巾，张开手掌，以虎口为中心，将毛巾整个圈住新生儿的脖子。

（3）使新生儿的重心前倾，用垫有毛巾的手支撑新生儿，另一只手则同时从新生儿肚脐相对背部的位置开始拍，由下而上，慢慢将新生儿体内的空气拍出。

十、新生儿溢奶的护理

（一）溢奶的后果

溢奶多见于出生1～2个月的新生儿。溢奶与大口大口地吐奶不同，只要不是经常性的，偶尔发生问题不大。

如果经常溢奶且护理不当，容易出现严重的后果——窒息。这是因为吐出较多量的奶被吸入气管，发生堵塞。另外，吐出的奶会流入咽鼓管，引起继发性细菌感染而患中耳炎。

（二）溢奶的原因

溢奶的原因与新生儿消化道的解剖生理特点有关：新生儿胃呈水平状，胃的入口（贲门）处括约肌较松弛，而出口（幽门）处相对地较紧张，因而使奶汁易返流到食管经口腔溢出。加之此时新生儿的神经调节功能不完善，若喂养方法不当，如吃奶时吸入过多的空气，吸空奶头等，当嗳气时，更会加重奶汁溢出。

（三）溢奶的护理

出现溢奶时，应注意以下几方面的问题：

（1）喂奶前先换尿布，喂奶后尽量少搬动新生儿。

（2）喂奶后将新生儿竖抱，轻轻拍其背部，待吸入的空气嗳出后再将其放平。

（3）新生儿躺下入睡时，头要稍抬高，身体向右侧卧，使奶汁易经胃进入十二指肠，同进也可防止溢出的奶误吸入气管或肺而发生窒息。

（4）如果以上方法仍无效，则应及时请医生检查，以排除某些疾病或先天性畸形。

十一、囟门与乳痂的护理

（一）囟门

囟门是新生婴儿脑颅的"窗户"。脑组织软，需要骨性的脑颅保护，但对于密闭的脑颅来说，囟门就是上面的一个开放空隙，因此很容易受到外界不利因素的侵害，所以囟门的日常清洁和护理非常重要。

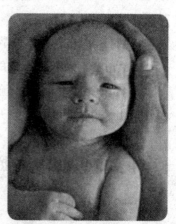

婴儿的囟门很重要，一定要护理好

1.日常护理

（1）不要给婴儿使用材质太硬的枕头，否则很容易引起婴儿头部变形。

（2）不要让婴儿一直固定一个睡姿，想要婴儿的头型完美，就要经常为他翻身，改变睡姿。婴儿喜欢光线，如果孩子习惯侧向某一边睡，可以在另一侧用光吸引他（她）。

（3）注意家中家具，避免尖锐硬角弄伤婴儿的头部。

（4）如果婴儿不慎擦破了头皮，应立即用酒精棉球消毒以防止感染。

（5）冬天外出应戴较厚的帽子，在保护囟门的同时又减少了热量的散失。

2.注意清洗

（1）囟门的清洗可在洗澡时进行。

（2）清洗时手指应平置在囟门处轻轻地揉洗，不应强力按压或强力搔抓，更不能以硬物在囟门处刮划。

（3）如果囟门处有污垢不易洗掉，可以先用消过毒的植物油润湿浸透 2～3 小时，待这些污垢变软后再用无菌棉球按照头发的生长方向擦掉，并在洗净后扑婴儿粉。

（二）乳痂

新生儿头皮的皮脂腺分泌很旺盛，如果不及时清洗，这些分泌物就会和婴儿头皮上的脏物积聚在一起，时间长了就形成厚厚的一层乳痂，看上去很脏，令人非常不舒服。

1.用植物油梳理

（1）为保证植物油的清洁，一般要先将植物油加热消毒，放凉，以备使用。另外，一些以植物油成分为主的婴儿油或婴儿润肤露也是帮助婴儿清洗乳痂的较好选择。

（2）在为婴儿清洗头皮乳痂时，先将冷却的清洁植物油涂在头皮乳痂表面，不要将油立即洗掉，需滞留数小时，头皮乳痂就会变得松软，比较薄的头皮乳痂会自然脱落下来，比较厚的头皮乳痂则需多涂些植物油，多等一段时间。

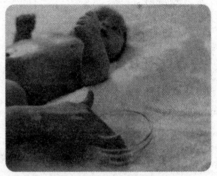

在头皮乳痂上面涂些植物油

（3）当头皮乳痂松软没有脱落时，可用小梳子慢慢地、轻轻地梳一梳，厚的头皮乳痂就会脱落，然后再用婴儿皂和温水洗净头部的油污。

2.去痂护理

（1）清洗时，要注意动作轻柔，不要用手指甲硬抠，更不要用梳子去刮，以免损伤头皮。

（2）婴儿囟门处也必须清洗，只要注意动作轻柔，是不会给婴儿带来伤害的。

（3）在清洗后还要注意用干毛巾将婴儿头部擦干，冬季可在洗后给婴儿戴上小帽子或用毛巾遮盖头部，防止婴儿受凉。

十二、新生儿湿疹的护理

新生儿湿疹也叫"胎毒""奶癣"，是婴儿时期常见的一种皮肤病，属于变态反应性疾病，也叫过敏性疾病，以1～3个月大的婴儿最为多见。

（一）发生原因

导致婴儿湿疹的原因比较复杂：外界对婴儿皮肤的刺激、婴儿消化不良以及

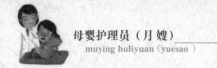
先天性的过敏体质都可能诱发此病。

（二）湿疹的症状

初起时为散发或群集的小红丘疹或红斑，逐渐增多，并可见小水疱，黄白色鳞屑及痂皮。皮损是对称的，瘙痒明显，搔抓后可引起糜烂、渗出、结痂，严重的可累及到头皮和整个面部甚至全身。继发感染后可见脓疱，并有局部淋巴结肿大、发烧等。

（三）湿疹的预防

（1）注意定时喂奶，不要让孩子过饥或过饱，防止便秘及消化不良，而诱发湿疹。

（2）给宝宝穿清洁柔软舒适的衣服，枕头要常换洗，衣服、被褥均要用浅色的纯棉布制作，不要用化纤制品。

（3）不要使宝宝着凉受热，要躲避冷风，夏季不要暴晒。

（4）乳母应忌食辛辣刺激性食物，如辣椒、生葱、生蒜、酒等。

（四）湿疹的护理

（1）应注意面部皮肤的清洁，干燥，不用肥皂洗面部，否则可加重湿疹。

（2）给患湿疹婴儿洗澡时，水不能太热。因为太高的水温会使婴儿皮肤脱水更快。洗澡时最好不用浴液，只用清水就可以了。洗澡的顺序最好先清洗全身，最后再给宝宝洗头。尽量让宝宝在水里的时间控制在10分钟以内。另外，宝宝一出浴盆就要擦干他的肌肤，然后抹上保湿护肤霜，以保持皮肤水分，缓解瘙痒的症状。如果医生建议使用药膏的话，就按医嘱处理。

（3）婴儿的手指要保持清洁，经常剪指甲或带上一副透气好的用纱布或棉布做成的袋式手套，防止婴儿用手抓破而继发感染。

（4）如果是母乳喂养的新生儿，要叮嘱乳母不要吃辛辣、鱼、虾等食物，以免加重湿疹。

（5）头皮和眉毛等部位结成的痂皮，可涂消过毒的食用油，第二天再轻轻擦洗。

 特别提示

在婴儿湿疹发作时，不作预防接种，以免发生不良反应。

十三、新生儿啼哭护理

对于刚出生不久尚无语言表达能力的新生儿来说，啼哭是他们唯一的语言，是表达需求、痛苦和交往的主要方式。这就需要护理人员对哭声进行鉴别与判断，并给予相应的护理。现将正常新生儿啼哭原因及护理总结如下。

（一）饥饿

哭声较短，声音不高不低，长短均匀，富有节律，同时可见宝宝头向左右转动，张开小嘴左右寻觅，碰到衣物或手指即有较强的吸吮力，喂哺后哭声自然停止。若饥饿时间过长，哭声可由强转弱，细长无力，也可因哭闹时间过长、出汗过多引起虚脱或出现低血糖，应及时对症治疗。

（二）不适

常在吃完奶或睡醒后，可因尿布潮湿或体位不适引起大哭，哭声长短不一，高低不均，且不很规则，常常边哭边活动臀部，两脚乱踢乱动。换上干净尿布即停止哭闹。

（三）需要安全感

啼哭时一般情况好，面色红润，四肢活动自如，反射正常；哭声长短不一，高低不均，无节奏感，常哭哭停停，睁着眼睛左顾右盼，当你走到其跟前时，啼哭就会停止，双眼盯着你，一副着急的样子，但仍有哼哼声，嘴唇翘起。大多数母亲知道将婴儿抱起放在肩上，能使他们立即安静并睁开眼睛。

（四）保暖过度及包扎过紧

大声哭叫，面红耳赤，全身出汗，四肢乱蹬乱伸，此时体温升高。须立即松开衣被，改变体位，用温水擦身，更换内衣、尿布，适量喂糖水或母乳，哭声即可停止，情绪变得安静，体温也会降到正常。

（五）不明原因啼哭

一般在入睡前，这种哭声比较低，双目时睁时闭，经过哄拍，哭声断断续续变轻而入睡。也可在刚睡醒时，哭一会儿，之后逐渐进入安静觉醒状态，此时若轻轻拍拍婴儿或安抚一下，婴儿感到有人在身边，会显得特别机敏，精神饱满。

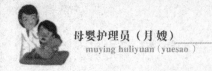

（六）吃奶时边吃边哭

除了感冒时鼻塞外，常需注意是否有母乳过少或奶嘴开口过小的情况。此时新生儿吸吮几口才吞咽，数分钟后即出现啼哭，哭几声后再吃，反反复复，出现这种情况时可在母乳后加喂牛奶或适当将奶嘴开口加大，以挤压后奶汁流出顺畅为宜；母乳过多或奶嘴开口过大时新生儿也会啼哭，此时新生儿每次吸吮后马上吞咽，偶有呛咳，这时妈妈可用拇指和食指轻轻捏住乳头，使乳汁流得慢些或更换奶嘴。

十四、新生儿的睡眠照顾

（一）新生儿的睡眠需求

新生儿期每天平均睡眠时间需要18小时左右；每个睡眠周期约45分钟，在一个睡眠周期中浅睡和深睡时间约各占一半。新生儿大多数时间是在睡觉，由一个睡眠周期进入另一个睡眠周期，每隔2～4小时醒来要吃奶，并睁开眼觉醒几分钟到1小时，昼夜节律尚未建立。

由于每个新生儿的睡眠存在个体差异，所以不能只从睡眠时间来评定睡眠是否已经足够，而要对新生儿进行全面观察。如果满足以下3点，即使睡眠时间比一般新生儿少一些，也可以认为睡眠是充足的：

（1）白天活动时精力充沛，不觉疲劳。

（2）食欲好，吃奶津津有味。

（3）在饮食正常的情况下，体重随年龄增长而增加。

（二）正确的睡姿护理

新生儿从早到晚几乎都处在睡眠或半睡眠的状态，采取正确的睡姿对新生儿的健康十分重要。睡姿是直接影响其生长发育和身体健康的重要问题，新生儿的睡姿不应固定不变，应经常变换体位，更换睡眠姿势。具体做法是：

（1）经常为新生儿翻身，变换体位，更换睡眠姿势。因为长期仰卧会使婴儿头型扁平，长期侧卧会使头型歪偏。

（2）吃奶后不要仰卧，要侧卧，以减少吐奶。

（3）左右侧卧时要当心不要把小儿耳轮压向前方，否则耳轮经常受折叠也易变形。

（三）营造适宜睡眠的条件

为新生儿营造良好的睡眠环境是保证新生儿高质量睡眠的前提。尽量让新生儿在自己所熟悉的环境中睡觉，努力给新生儿布置一个温馨、舒适、安静的睡眠环境。为新生儿营造良好的睡眠条件有以下几个方面：

（1）卧室的环境要安静。室内的灯光最好暗一些，室温控制在 20 ～ 23 摄氏度。窗帘的颜色不宜过深。同时，还要注意开窗通风，保证室内的空气新鲜。

（2）为新生儿选择一张适宜的床。床的软硬度适中，最好是木板床，以保证新生儿脊柱的正常发育。新生儿床的栏杆要高于 60 厘米，以防新生儿摔下床。

在床头放缓冲垫，这样既可以保护新生儿的头部，又可以挡风。注意不要用枕头、毛毯等代替专用的床围，如果这些东西放不稳，会倒下来压住新生儿。

最好使用棉质毯子和被子，不要使用羽绒被，也不要用太软太大的枕头。不要在床上，尤其是新生儿的头部周围堆衣物和玩具，以免堵住新生儿口鼻，引起窒息。

（3）睡前将新生儿的脸、脚和臀部洗净，换上宽松、柔软的睡衣。

（4）陪新生儿入睡，并让其保持良好的睡姿，以便其安稳入睡。不要以为新生儿不会翻身，就放心地长时间离开。即使新生儿睡得很踏实，也要经常地过去看看是否一切正常。

本章习题：

1. 请描述什么是足月新生儿。

2. 新生儿的头有什么特点？

3. 新生儿的口腔有什么特点？

4. 新生儿的消化系统有什么特点？

5. 胎记需不需要治疗？为什么？

6. 有的新生儿为什么会泌乳？

7. 有的新生儿为什么会脱发？

8. 新生儿用品有哪些？

9. 对新生儿的养护环境有何要求？

10. 是否有必要和新生儿进行交流？为什么？

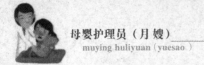
11. 简述新生儿的日哺乳量。

12. 怎样指导产妇坐位哺乳？

13. 怎样冲调奶粉？

14. 新生儿需要喂水吗？喂水有什么要求？

15. 简述新生儿大便的特点。

16. 使用布尿布应该注意哪些事项？

17. 怎样给婴儿换纸尿裤？

18. 哪些情况不宜给新生儿洗澡？

19. 怎样给奶瓶消毒？

20. 如何洗尿布？

21. 新生儿脐带该怎样护理？

22. 要不要给新生儿剪指甲？该怎样剪？

23. 怎样预防新生儿长痱子？若新生儿长了痱子该怎么办？

24. 怎样护理新生儿的乳痂？

25. 新生儿患了湿疹怎么办？

26. 新生儿总是啼哭怎么办？

27. 怎样测量新生儿的体温？

28. 怎样护理新生儿睡觉？

第三章

新生儿保健

本章学习目标：

1.了解新生儿要接种的疫苗种类及接种反应、接种禁忌。

2.了解新生儿抚触的顺序与基本规则，掌握各种部位的抚触要领，掌握为新生儿做被动操的方法。

3.了解婴儿游泳的好处，掌握新生儿游泳训练的操作方法。

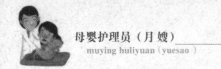

第一节　新生儿的预防接种

新生儿一出生就要接种的疫苗有两种，一是卡介苗，二是乙型肝炎疫苗。

一、卡介苗

卡介苗是每一个健康的新生儿必须接种的疫苗，接种卡介苗可预防结核病。当患有开放性肺结核的病人咳嗽或打喷嚏时，可以将结核杆菌散布到空气中，新生儿的抵抗力较弱，若受到了结核菌的感染，容易发生急性结核病，如结核性脑膜炎，因此，每一个新生儿都要接种卡介苗。

（一）接种时间

一般在出生后24小时内进行卡介苗的接种。

（二）接种部位

在新生儿的左上臂三角肌中部进行皮内注射。

（三）接种反应及注意事项

（1）接种后2～3天仅可见在接种部位有小红点，不要经常用手去触摸，要保持局部清洁，避免其他细菌感染。洗澡时应避免弄湿注射部位的皮肤。

（2）接种2～3周，局部会呈现红色小结节，以后逐渐长大，稍有痛痒。

（3）接种3～4周，接种处皮肤会出现黄豆大小、暗红色突起，中间有硬块，随后，硬块中央部分软化、形成小脓包后自行破溃，形成溃疡。如果接种部位发生严重感染，请医生检查和处理。

（4）最后经过2～3个月痂皮脱落，形成一颗永久性的略凹陷的圆形疤痕。这是接种卡介苗的正常现象。

（四）接种禁忌

如果新生儿出生体重不足2500克、有先天性的免疫缺陷、为早产儿、体温高

于37.5摄氏度、出生时有严重窒息、在各种疾病的急性期、患严重湿疹等均不应
接种疫苗。

 特别提示

　　接种卡介苗后，接种疫苗的医护人员都会在新生儿的接种卡上
做记录，如果接种证上没有记录，应及时向新生儿出生的医院进行询
问，以便在可以接种时，及时进行补种。在新生儿满3个月时，还要进
行复查，了解卡介苗接种后是否有效。

二、乙型肝炎疫苗

　　乙型肝炎在我国的发病率很高，如果孕妇患有高传染性乙型肝炎，那么婴儿
出生后患病的可能性达到90%，所以让新生儿接种乙肝疫苗是非常必要的。

（一）接种时间

　　新生儿出生后24小时内接种第一针，满月后接种第二针，满6个月时接种第三
针。

（二）接种部位

　　上臂三角肌进行肌肉注射。

（三）接种反应及注意事项

　　接种后局部有可能会发生红肿、疼痛；少数伴有轻度发烧、不安、食欲减
退，这些状况大多在2～3天内自动消失。

（四）接种禁忌

　　出生体重不满2 500克、处在疾病的急性期或过敏体质的新生儿都不应接种。

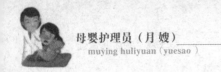

第二节　新生儿抚触

新生儿抚触是通过抚触者的双手对新生儿的皮肤进行有次序的、有手法技巧的科学抚摸，让大量温和的良好刺激通过皮肤传到中枢神经系统，以产生积极的生理效应。每天给新生婴儿进行科学和系统的抚触，可以非常有效地促进婴儿的生理和情感发育，并改善婴儿睡眠状况，提高机体的免疫力。

一、抚触顺序

抚触的顺序应为：前额→下颏部→头部→胸部→腹部→上肢→下肢→背部→臀部。

（1）额部：两手拇指指腹由前额中央向两侧推。

（2）下颏部：两手拇指腹从下颏中央向两侧斜上方滑动。

（3）头部：两手食指、中指、无名指指腹从前额发际抚向脑后，最后停在耳后。

（4）胸部：双手食指、中指指腹分别由胸部外下方向内侧上方交叉抚触。

（5）腹部：两手食指、中指指腹依次按顺时针方向从右下腹经右上腹、左上腹抚触至左下腹，避开新生儿脐部。

（6）四肢：双手握住新生儿上臂，交替从近端向远端滑行达腕部，然后再重复，滑行过程中节段性用力，挤捏肢体肌肉，再从近至远进行抚触手掌、手背，再抚触每个手指；用同样方法抚触下肢。

（7）背部：新生儿俯卧位，双手食指、中指、无名指指腹以脊柱为中心，向外侧滑行，从上到下抚触；然后从上到下抚触脊柱两侧。

（8）臀部：双手食指、中指、无名指指腹从臀部中央向外侧作环行滑动。

抚触时将适量润肤油倒入掌心，然后轻轻地在新生儿的肌肤上滑动，开始动作轻，逐渐稍加压力，边抚触边与新生儿进行感情交流，语言要柔和。抚触时注意避开新生儿的乳腺及脐部；因新生儿的注意力不能长时间集中，所以每个抚触动作不能重复太多次，以4～6次为宜，总时间约为15分钟；抚触过程中要密切观察新生儿的反应，若出现哭闹、肌张力提高、肤色发生变化应暂停。

二、新生儿抚触的基本规则

在进行抚触之前，先要把新生儿抚触应遵循的规则弄清，才能放心、开心地和新生儿一起享受抚触的快乐。

（一）选好最佳时段和最佳时间

1.为新生儿做抚触的最佳时段

在两次喂奶之间，新生儿的情绪稳定，没有哭闹和身体不适的时候。

2.为新生儿做抚触的最佳时间

因为新生儿的注意力不能长时间集中，所以每个抚摸动作不能重复太多次，抚触时间从5分钟开始，然后延长到15～20分钟。

切忌在新生儿过饱、过饿、疲劳时抚触，否则不但不能让新生儿享受到快乐，反而会让他对此很反感。

（二）做好充足准备

1.室温要恰当

室温最好在25～28摄氏度之间，因为室内太冷使新生儿不但容易感冒，还会容易紧张。

2.按摩操作高度要适中

可以在桌面、床上或地板上按摩，注意要调好高度，以免按摩之后，却使按摩者腰痛。

3.要铺毛巾

给新生儿按摩时，要在桌上或床上先铺上柔软的毛巾，再让新生儿躺下。特别提醒妈妈，要在毛巾下再铺一层防水垫，以免按摩途中新生儿突然大小便。

4.注意新生儿情绪

在按摩时一定要注意新生儿的表情和情绪，如果新生儿感觉很舒服，按摩时间不作限制，但如果新生儿看起来不舒服，就要立即停止按摩。新生儿按摩最佳时机是当新生儿眼睛看起来又亮又有神，逗弄会笑的时候。建议可以边按摩边逗新生儿玩，且放些轻柔的音乐以稳定新生儿的情绪，按摩的环境尽量安静，才不会分散新生儿的注意力。

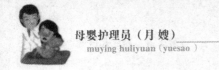
5.光线不要直射

按摩环境的光线不要太亮，且尽量不要直射眼部，最好是用反射光线，这样会让新生儿有安全感。

（三）力度要根据新生儿的感受随时调整

给新生儿做抚触时，手法的力度要根据新生儿的感受进行调整。通常的标准是：做完之后如果发现新生儿的皮肤微微发红，则表示力度正好；如果新生儿的皮肤不变颜色，则说明力度不够；如果只做了几下，皮肤就变红了，说明力量太大。另外随着新生儿年龄的增大，力度也应相应地增加。

（四）记住各部位安全点

1.头部

双手捧起新生儿头部时，要注意新生儿脊柱和颈部的安全。另外，千万不要把润肤油滴到新生儿眼睛里。

2.腹部

抚触的时候要按照顺时针的方向按摩，有利于胃肠消化。新生儿的脐带还未脱落时，抚触一定要小心，最好不要碰到它。

3.关节处

关节是新生儿最容易感到疼痛的地方，所以要自如地转动新生儿的手腕、肘部和肩部的关节。不要在新生儿关节部位施加压力。

（五）不必循规蹈矩

在给新生儿做抚触时，不一定非要按照从头到脚、从左到右的顺序，每个动作一一做到。因为新生儿是不会被这些规矩左右的，有的新生儿就喜欢别人抚摸他的小肚子，而有的新生儿则喜欢动动小手，动动小脚。所以，抚触应该根据新生儿的喜好来安排，可以打乱抚触的顺序，或根据具体情况自创几个新生儿喜欢的动作。

（六）新生婴儿情绪不好时，结束抚触

如果新生儿哭了，抚触就要停止。先查找原因，看是不是尿布湿了，是不是饿了，是不是想睡觉了，或者是哪里不舒服了，如果不是这些客观原因，就是新生儿并不喜欢抚触。因为每个新生儿的个性都是不同的，当他不愿意接受抚触时，最好进行一些其他的活动，比如听一段优美的音乐，或是做一个轻松的游

戏，同样可以达到抚触的效果。

　特别提示

　　按摩时不要引起新生儿颈部的不适。同时，定时让新生儿的脸侧向不同的方向。否则，老是朝一个方向对新生儿大脑的神经中枢发育不利。

三、各部位按摩方法

（一）头部按摩

1.按摩步骤

步骤1：用手轻轻捧起新生儿的脸，同时以平静、轻柔的声音和他说话。说话时，眼睛要看着新生儿，同时双手从两侧向下抚摩新生儿的脸。

步骤2：手向新生儿脸的两侧滑动，滑向后脑。用手腕托起头部，双手指尖轻轻以划小圈的方式按摩头部，包括囟门。

步骤3：用拇指和食指轻轻按压耳朵，从耳朵的最上面开始向下按到耳垂。

步骤4：用其余四个手指从颈部抚摩到肩部。从小指开始，用四个手指尖依次按摩。

步骤5：双手向下抚摩到新生儿肩膀上面，休息片刻。

2.注意事项

在头部按摩的整个过程中，双手捧起新生儿头部时，要注意脊柱和颈部的安全。如果新生儿太小，头部必须得到全方位的支撑。

（二）手臂按摩

1.按摩步骤

步骤1：如果可能，用双手从新生儿的肩膀抚摩到指尖。

步骤2：按摩新生儿的左臂。先捏一下新生儿的肩膀，然后沿胳膊划到指尖。划动的时候手指要松开。如果新生儿喜欢你的抚摩，就重复一次。否则就轻抚整个胳膊。

步骤3：按摩右手臂，方法与按摩左手臂相同。

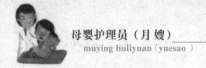
2.注意事项

按摩时不要触到使新生儿感到疼痛的地方，应自如地转动其手腕、肘部和肩部的关节。不要在关节部位施加压力。允许新生儿自由地活动，同时加上你的动作，使两者相协调。

 特别提示

在按摩过程中，要时刻注意新生儿的反应。把手移回新生儿的肩上，结束左手臂的按摩。

（三）手部按摩

步骤1：用手指划小圈按摩新生儿的手腕。用拇指抚摩新生儿的手掌，使他的小手张开。

步骤2：用一只手托住新生儿的手，另一只手的拇指和食指轻轻捏住其手指，从小指开始依次转动、拉伸每个手指，保持动作流畅。

步骤3：重复上述步骤，按摩新生儿的整只手，直到每个手指。

步骤4：让新生儿抓住你的一根手指，用其他四根手指，按摩新生儿的手背。

（四）胸部按摩

步骤1：用指尖在新生儿的胸部划圈，不要碰到乳头。在手滑动时，要注意肋骨部位的按摩手法。

步骤2：要用小指的指尖轻轻沿每根肋骨滑动，然后沿两条肋骨之间的部位滑回来，轻轻伸展这个部位的肌肉。

步骤3：把手移到新生儿的脖颈后面，手指聚拢，胸部按摩就结束了。

 特别提示

按摩时可以用一只手，也可以两只手都用，这取决于新生儿的感受。如果两只手交替使用，要保持动作的连贯，没有另一只手接替，手就不能放开。这样，新生儿就不会感到手的交替变换了。

（五）躯体按摩

步骤1：从新生儿的脖颈开始，沿肩膀外侧抚摩，轻轻伸展新生儿肩部的肌肉。

步骤2：在新生儿肩部划圆圈，然后把手指滑向腋窝，再沿肋骨之间的肌肉滑向身体的中央。

步骤3：在新生儿的腋窝到大腿之间来回抚摩，动作是要缓慢、流畅，还是要有力，取决于你希望达到的效果。最后把手固定在新生儿肋骨的下方，结束躯体按摩。

（六）腹部按摩

如果新生儿脐带尚未脱落，就不要按摩其腹部。新生儿的肚脐正常后，可以用指尖或手掌沿顺时针方向抚摩新生儿腹部。

1.按摩步骤

步骤1：一只手横在婴儿腹部紧挨着胸部，由下至下轻轻地抚摸其小肚皮，这只手放开后，另一只手接着抚摸。

步骤2：用双手的食指和中指在婴儿的肚脐周围画圈，画的圈由小到大，最后用掌心环绕整个肚子按摩。

2.注意事项

划圈要沿顺时针方向进行，和肠的蠕动方向保持一致。在划圈的同时，要尽可能放平手掌，轻轻抚摩新生儿的腹部，同时注视新生儿的脸。做腹部按摩时尤其要和新生儿交流，要观察新生儿是否有不舒服的反应，是否感到疼痛。按摩小腹部时动作要特别轻柔，因为膀胱就在这个部位。如果压力过大，会使新生儿感到不适。

（七）腿部按摩

步骤1：手轻轻沿新生儿左腿向下抚摩，然后再轻柔、平稳地滑回大腿部。

步骤2：从新生儿的腿部向下捏到脚。可用两只手同时捏，或用一只手握住新生儿的脚后跟，另一只手沿腿部向下捏压、滑动。

步骤3：用同样的方法，按摩新生儿的右腿。

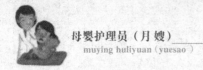

 特别提示

　　新生儿这时可能会踢脚，"帮助"你按摩。鼓励新生儿协调自由地运动是按摩的目的之一，所以不要限制新生儿的这种反应。

（八）脚部按摩

　　步骤1：用拇指以外的四根手指的指肚绕着新生儿的脚踝抚摩。一只手托住脚后跟，另一只手的拇指向下抚摩脚底。然后，把四个手指聚拢放在新生儿的脚尖，用大拇指指腹抚摩脚底。大拇指按摩脚底时可以稍微加一点力，其他手指不能用力。

　　步骤2：用拇指以外的四指的指腹，沿脚跟向脚趾方向在脚底按摩。每次按摩到脚趾时，手指迅速回到脚跟，根据上述步骤继续下一次按摩。

　　步骤3：从小趾开始，依次轻轻转动并拉伸每个脚趾。

　　步骤4：重复上述步骤，按摩新生儿的另一只脚。

（九）背部按摩

　　步骤1：先让婴儿安静地俯卧在床（垫子）上。

　　步骤2：用双手交替从脖颈滑到臀部。然后，把这种温柔的抚摩重复几次。

　　步骤3：双手反复抚摩过新生儿的背部后，在臀部停住。把拇指放在新生儿脊柱的两侧，其他手指并在一起，按住新生儿身体两侧，拇指带动其他手指上下滑动几次。

 特别提示

　　按摩时，注意感受两拇指之间的脊椎骨，不要用力按压脊椎。

（十）臀部按摩

　　步骤1：用拇指、食指和中指揉捏新生儿大腿的肌肉，一直按摩到骶骨（脊柱的下端）。

步骤2：沿着臀部的底部，成扇形向两侧按摩，直至骨盆。

特别提示

　　按摩新生儿的臀部时，若皮肤有炎症应注意避开发炎的部位。按摩时还要避开新生儿的肛门。

（十一）脸部按摩

　　步骤1：让新生儿的脸对着你，用拇指腹轻柔地抚摩他的前额。按摩时要避开眼部，不要让按摩油进入新生儿的眼睛。

　　步骤2：抚摩新生儿的鼻子，在嘴巴周围轻抚几下，然后抚摩双颊，再沿腭骨周围轻揉。

　　步骤3：按摩结束前，从新生儿头部向脚趾抚摩几次。

特别提示

　　按摩结束时，别忘了给新生儿一个亲吻和拥抱！

四、解决身体症状的按摩方法

（一）感冒鼻塞

　　新生儿很容易着凉，引发鼻塞的症状。这时可以用按摩帮新生儿解除鼻塞引起的不舒服。

　　将两手的拇指放在鼻翼两侧，也就是迎香穴的地方，往颧骨的方向拉，可使鼻道拉开，新生儿自然也就不会鼻塞了。

（二）胃胀气

　　胃胀气是新生儿常见的症状，有时是因为喝奶时吸入了过多的空气导致胀气。这时只需用按摩的方法促使新生儿打出嗝来就行了。

　　将食指放在横膈膜上方，大约在胃的位置，用拇指划圆圈的方式轻轻抚揉，

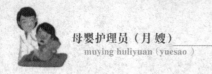

这时手一定要放松；或者将新生儿抱起来，手做杯状，从背下部往上拍，通过震动使新生儿打出嗝来。

（三）便秘

新生儿由于食物的关系，很容易发生便秘症状，或者有时肠绞痛，只需用手掌按摩新生儿肠的部位，就能让新生儿安静下来，而便秘的新生儿也能顺利排气及排便。

将新生儿横放，以肚脐为中心，用手指前面一段轻揉，记住还要抚揉到丹田，腹部由于没有骨骼，所以按摩时一定要轻用力。在按摩的过程中，新生儿就会全身放松且排气，而且便秘的新生儿也会因为按摩肠道而排便。

（四）夜啼

有的新生儿一到晚上就会哭啼，明明想睡觉却又不睡。此时可以在新生儿晚上睡觉前做按摩，让他能够一觉睡到天亮。

自己仰躺着，让新生儿俯趴在自己的胸腹部，用双手在新生儿的背部交替抚摸。按摩时尽量不要让新生儿躺在自己侧身，也就是不要用手拍躺在身侧的新生儿。

（五）晚上不想睡觉

新生儿很容易因为玩得太兴奋而不想睡觉，造成日夜不分的现象。可以利用按摩的手法，让新生儿觉得舒服而入睡。

将新生儿侧身，无论面对自己还是背对自己都可以，一只手搭在新生儿肩膀上固定上半身，另一只手放在新生儿的腋下，往下按摩至腰部、腿部。

（六）多痰

无论是感冒还是咳嗽都很容易引起新生儿多痰，这时必须要借助按摩帮新生儿排痰，使其舒服一些。

步骤1：让新生儿躺在自己的两腿上，头朝向自己脚的方向。将手弓成杯状，从胸部往头部方向叩拍。叩拍时应两侧肺部都拍到。

步骤2：让新生儿趴在自己两腿上，同样也是头朝向自己脚的方向。从背部往新生儿头部方向叩拍。同样应两侧肺部都拍到。

叩拍的时间最好选在吃奶之前，这样可以防止因为震荡造成吐奶。

（七）烦躁

新生儿有时会莫名地烦躁，或哭闹不止，看上去焦躁不安。这时可以用按摩来安抚新生儿的情绪。

将新生儿抱起，正面趴在自己的身上，一手托住新生儿的屁股，一手抚拍新生儿的背部。

五、为新生儿做被动操

被动操适用于1～3个月的新生儿，全部在成人的帮助下进行。

（一）准备活动

目的：消除肌肉和关节的僵硬状态，以适应机体活动的需要，避免受外伤。

预备：让新生儿自然放松仰卧，握住新生儿两只手腕。

动作：

配合语言："宝宝，全身放放松，现在开始做操了。"

一、二、三、四，从手腕向上按摩4下至肩；

二、二、三、四，从足踝按摩4下至大腿部；

三、二、三、四，自胸部按摩至腹部（母婴护理员的手成环形，由里向外，由上向下）；

四、二、三、四，操作同第三个四拍。

（二）上肢运动（活动肩部肌肉及关节）

目的：活动肩部肌肉及关节。

预备：新生儿仰卧，两臂放体侧，母婴护理员将双手拇指放在新生儿掌心，其他四指轻握新生儿双腕。

动作：

一，令新生儿两臂左右分开侧平举，掌心向上；

二，两臂前伸，掌心相对；

三，两臂上举，掌心向上；

四，还原到预备姿势。

（三）扩胸运动

目的：活动肩、肘关节及上肢、胸部肌肉。

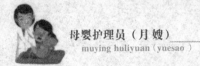

预备：让新生儿仰卧，两臂放体侧，母婴护理员将双手拇指放在新生儿掌心，其他四指轻握新生儿双腕。

动作：

一，两臂左右分开，手伸于身体两侧；

二，两臂胸前交叉；

三，两臂再左右分开；

四，还原。

（四）下肢运动

目的：活动膝、髋关节及下肢肌肉。

预备：新生儿仰卧两腿伸直，母婴护理员两手轻握新生儿脚腕。

动作：

一，双脚抬起与桌面成45°；

二，左腿屈曲至腹部；

三，同第一拍；

四，还原。

（第二个四拍右腿动作同左腿）

（五）屈腿运动

目的：活动髋关节及韧带。

预备：同"下肢运动"。

动作：

一，左腿上举与躯干成直角；

二，还原；

三，右腿上举与躯干成直角；

四，还原。

（六）抬头运动

目的：训练颈部肌肉，促进抬头。

预备：新生儿俯卧在床上，母婴护理员在新生儿身后两手扶新生儿双肘及前臂。

动作：

一、二，使新生儿上肢屈曲，两手位于胸下；

三、四，使新生儿头逐步抬起。

配合语言：一、二，准备好；三、四，抬起头。

（七）翻身运动

目的：促进新生儿翻身动作的发展。

预备：新生儿仰卧，双臂放于体侧，母婴护理员一只手扶住新生儿腹部，另一只手扶住新生儿肩背部。

动作：

一，母婴护理员手稍用力推肩，新生儿即可翻身呈俯卧状（锻炼颈部做抬头训练）；

二，30～60秒后翻转身呈仰卧位；

还原后按动作一、二的方法向反方向翻身。

（八）放松运动

目的：使植物神经系统由紧张状态恢复到安静时的状态。

预备：让新生儿自然放松仰卧，护理员握住婴儿两手腕或两脚腕。

动作：

一，左臂上举45°；

二，还原；

三，右臂上举45°；

四，还原；

五，左腿上举与桌（床）面成45°；

六，还原；

七，右腿上举与桌（床）面成45°；

八，还原。

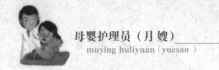

第三节　婴儿游泳

一、什么是婴儿游泳

婴儿尤其是新生儿阶段游泳是指在专业护理人员或经过婴儿游泳培训的家长看护和"婴泳宝贝"（注：婴儿游泳专用保护圈）的保护下，让婴儿在水中进行泳疗健身的一项人之初健康保健活动。

婴儿游泳是一种全新的婴儿健康保健新概念，和儿童游泳、成人游泳有着本质的区别，婴儿游泳既不是学游泳的姿势，也不是比游泳的速度。儿童大脑的发育大约在3岁之前完成，这一时期，语言、运动、音乐、亲情、环境等外界的刺激对婴儿大脑的发育尤为重要，婴儿游泳能有效地促进脑细胞的发育，为婴儿未来的智商、情商的提高打下良好的基础。婴儿游泳对消化系统、呼吸系统、循环系统都有着良好的影响。坚持一段时间游泳的婴儿和不进行游泳的同年龄婴儿相比，前者更加健康、活泼。

婴儿游泳，对于0～1岁婴儿的家庭而言，投入不大，获益较多。婴儿游泳越早越好，贵在能持之以恒。

二、婴儿游泳的益处

健康婴儿天生就不怕水，婴儿出生后不久就可以在温水中玩耍，他们把这种嬉戏当作在母亲子宫内羊水中生活的继续，由于是在自己熟悉的环境中活动，所以他们一点也不害怕。婴儿时期是一生中生长发育最旺盛的时期，利用这一黄金时期开展游泳活动，对婴儿的身心发育是大有好处的。

游泳能促进神经系统发育，宝宝会更聪明。皮肤覆盖全身，对水的刺激最为敏感，外界的刺激越频繁、越强烈，脑神经细胞发育的速度越快。同时，游泳这一复杂动作是在大脑支配下完成的，在水里调适各种身体器官，水中全身性的运动可以促进大脑对外界环境的反应能力。

婴儿经常游泳可使心肌发达，新陈代谢旺盛，心跳比同龄婴儿慢且有力，这就为承担更大的体力负荷准备了条件。

游泳是全身性运动，新生儿在水中自由活动四肢，有利于骨骼系统的灵活性和身体的柔韧性，使肌肉更强健。

婴儿经常游泳，呼吸系统的功能也得到了提高，水对胸廓的压力使新生儿的肺活量增加，对胸廓的发育有良好的作用。

婴儿游泳能促进肠蠕动及消化吸收，促进胎便早排出，减少黄疸的形成；促进婴儿正常睡眠节律的建立，减少不良睡眠习惯的形成。

另外，经常游泳还可以提高婴儿的耐寒和抗病能力。

三、新生儿与生俱有的游泳本领

游泳自胎内开始，是新生儿与生俱有的无条件反射。胎儿在孕妇子宫内生长、成熟，胎儿在其中活动的情形同鱼儿在水中游泳有几分相似。

胎儿的房子——子宫的羊膜腔内充满了液体，医学上称其为羊水。羊水的水分占98%～99%，其余1%～2%的物质中有一半为有机物，一半为无机物。胎儿以类似失重的状态漂浮在羊水的环境中，其躯体和四肢有自由的活动范围，能很舒畅地保持关节的灵活性。这使胎儿在子宫中不由自主地划游，游泳的能力与生俱有。

妊娠12周（3个月）时的胎儿就能在羊水中进行类似游泳样的活动，能吸吮、吞咽周围的液体，还可进行少量排尿。妊娠到20周末时，胎儿已能相当熟练地吸吮手指。妊娠到32周末时，胎儿会用游泳的方式表达情感。例如，当子宫收缩或子宫受到外界压迫时，胎儿会猛踢子宫壁进行抵抗。足月的胎儿每24小时，可吞咽羊水450～500毫升或更多。

以上这种胎儿在胎内就具备的自动咽水和在水中划动游泳的无条件反射能力将一直保持至出生后3个月都不会消失。所以说新生儿天生就会游泳。

学游泳的理想年龄段：

婴儿开始学游泳最理想的时机是出生后3个月内。3个月内的婴儿游泳"无条件反射"能力未消失，对于他们来说游泳只是继续子宫内的活动，是很容易的事，如果3个月以后再开始学游泳，新生儿游泳"无条件反射"能力消失了，再进行游泳训练就会困难些。

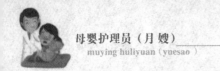

　　新生儿出生36小时就可以开始游泳，但提倡健康新生儿、婴儿开始游泳的最佳时间是出生后第8天至3个月。

四、新生儿、婴儿游泳对水的要求

（一）水温要求

1.新生儿、婴儿游泳的水温要求

　　由于新生儿、婴儿的体温调节中枢还未成熟，其产热和散热功能均比年长儿差，所以新生儿、婴儿对温度非常敏感。水温过低时易受凉，过高时又易因出汗过多导致脱水。水温在练习开始时（夏天）控制在38摄氏度，随着练习时间的增加，慢慢冷却至与正常体温相似的水温，即36～37摄氏度，当水温继续冷却时，婴儿也逐渐适应了越来越低的水温，婴儿身体的保护机制也得到了锻炼。随着月龄的增长，到3个月以上时，婴儿游泳的水温可降低至35～37摄氏度。另外，从新生儿、小婴儿智力开发的角度来讲，新生儿的促智训练，关键是除了建立亲子依恋关系，减轻不安消极情绪和制定好婴儿作息时间表外，重要的一个步骤就是刺激婴儿的感官，延长其意识清醒的时间。一旦婴儿意识清醒，安静的时间延长后，就会关心周围的环境，就会学习更多的东西。38～40摄氏度的热水浴，可通过加快皮肤的血液循环和刺激感官，延长新生儿的意识清醒时间。

2.不同年龄段婴幼儿游泳的理想水温

　　根据婴幼儿发育的年龄特点，不同年龄段对游泳训练场地和技巧要求也不同，婴幼儿游泳时体力支出强度不同，耐受水温的程度也不同。具体水温要求见下表。

不同年龄段婴儿游泳的理想水温表

年龄	水温（摄氏度）
3个月以内	38～40
3～6个月	37～39
6～9个月	36～38
9个月～1岁	35～37
1～2岁	34～36

注意：9个月以上初学游泳的婴儿入水温度均要达到37～38摄氏度。完成最初的训练后逐渐降低水温如上表所示。

对于足月的新生儿来说，体温调节中枢功能尚不完善，皮下脂肪薄，容易散热。寒冷时主要靠棕色脂肪代偿产热。另外出生后环境温度显著低于宫内温度，散热增加，如果不及时保温，新生儿易发生低体温、低血糖和代谢性酸中毒等；如果环境温度高，进水少，散热不足，也可使体表温度增高，发生脱水热。因此，适宜的环境温度（中性温度）对新生儿至关重要。所谓中性温度就是机体代谢、氧及能量消耗最低并能维持正常体温的环境温度。足月儿包被内的中性温度为24摄氏度，出生后2天内的新生儿裸体的中性温度为35摄氏度，以后逐渐降低。

对于早产儿来说，其体温调节中枢功能更不完善。如果环境温度低，更易发生低体温问题。早产儿因汗腺发育差，如果环境温度高，体温也易升高。极低出生体重儿（出生体重小于1 500克），生后1个月内其中性温度为32～34摄氏度，出生低体重儿或早产儿，其出生体重越低或月龄越小，则中性温度越高。

基于以上理论，将新生儿至3个月以内婴儿游泳的水温定在38～40摄氏度。随着年龄的增长，婴幼儿对于水温和环境温度的适应能力逐渐增强。为了锻炼婴幼儿体魄和增加抗病能力及增强免疫功能，应逐渐将游泳的水温下降至不感温度。但对1～3岁的婴幼儿仍要慎重，最好在医师的指导下进行水温调整。

（二）游泳用水的水质要求

新生儿游泳用水一般采用自来水，所以，可按照饮用水质标准来检测水质的各项指标。

（三）游泳的水深要求

新生儿、婴儿最初游泳训练中，泳池的水深应该为30～40厘米，游泳池内的水位应达到游泳池2/3以上。根据中国新生儿出生平均身长为50厘米以上，参照以上两个指标，可将游泳缸的高度定为56厘米。

五、什么样的新生儿、婴儿适合游泳训练

（一）健康的新生儿、婴儿都适合游泳训练

所有身体健康的新生儿、婴儿都可以进行游泳训练。对于健康的婴儿来说，游泳能够起到保健、智力开发的作用。对于身体有偏些差的婴儿来说则可以起到

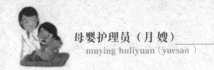

特别的治疗效果，例如：维生素D缺乏性佝偻病、轻度缺铁性贫血、阶段性营养不良、肌无力综合征、缺血缺氧性脑病损伤、恢复期的康复治疗等。不过，身体有某些偏差的婴儿在健康状态下想要进行游泳，必须征得专家、医师的同意。疾病恢复期的婴儿进行游泳锻炼，要严格遵守儿科医师根据患儿个体病情制订的个性化康复计划。同时对此类患儿要进行呼吸系统、心血管系统、中枢神经及植物神经系统的监控，要根据病情调整水温、游泳的持续时间和训练内容。

以下状况的新生儿、婴儿适合进行游泳训练：

（1）足月正常分娩的新生儿、剖腹产新生儿无窒息史。

（2）早产儿、低体重儿的体重大于 2 000 克，孕周大于 34 周无并发症者。

（3）缺血缺氧性脑病及各种原因引起的脑损伤，经治疗病情稳定后的康复训练者。

（4）佝偻病及新生儿疾病（3 个月内小婴儿疾病）的后期康复治疗者。

（5）新生儿、婴儿营养性疾病（轻度缺铁性贫血，阶段性营养不良）者等。

（二）哪些新生儿、婴儿不宜进行游泳训练

（1）脐部感染的新生儿。

（2）有宫外窒息史，Apgar 氏评分 ≤ 8 分，NBNA ≤ 36 分的新生儿。

（3）体弱儿，体重小于 2 000 克、胎龄小于 34 周的早产儿。

（4）先天性畸形的患儿。

（5）心肺功能不良的患儿。

（6）正在患其他严重疾病，新生儿患合并症，正在治疗者。

（7）患有癫痫病的婴儿。

六、什么状态下新生儿、婴儿可以进行游泳训练

新生儿、婴儿最初的注意力只能持续4～10秒左右。新生儿一天之中大部分时间处于睡眠状态，每天须睡足18～20个小时。所以，了解什么状态是新生儿、婴儿最佳游泳训练状态是十分重要的。婴儿最佳游泳时间是其处于安静觉醒状态的时候：处于这种状态的婴儿不想睡，非常清醒，一般显得非常安静，眼睛睁得很大，反应很机敏。当你呼唤婴儿的名字时，请注意婴儿是否有如下反应，这些反应是婴儿处于最佳训练状态的表现：

✓指尖是否朝你的方向伸展；

✓脸部是否朝向你说话的方向；

✓是否为了看你而睁大眼睛。

如果呼唤婴儿的名字，婴儿将眼睛转向你，指尖向上晃动，伸展指尖，这表明婴儿处于轻松状态，而且表明他对你非常注意。大部分的婴儿在吃奶前20～35分钟内都非常安静。所以，新生儿游泳时间最好选择在吃奶前35分钟，游泳7～10分钟，但须在进食前15～20分钟停止训练。

另外，要注意婴儿的皮肤颜色的变化。如果仅仅改变一下婴儿的位置，婴儿身体就显示出粉红色或蓝色，这是因为婴儿控制心跳和呼吸的植物神经还不能很好地适应新环境，即使一点刺激，都可能变为对新生儿的过度刺激。

如果把你的手放在婴儿腹部或大腿上，接触到的皮肤部分改变颜色，婴儿的表情不自然或手脚开始乱动，这同样表示他不能接受更大的刺激，这些情况往往出现在新生儿活动觉醒状态。还要判断婴儿对刺激是否厌恶或感到不快，如果新生儿有这些不宜刺激的反应，则不适合做游泳训练。

七、新生儿游泳训练操作程序

新生儿游泳训练操作可按以下程序进行：

步骤1：每次游泳前常规检查泳缸、颈圈是否有漏气现象，充气度是否合适，以确保安全。

步骤2：给新生儿脱衣服。婴儿躯体裸露后，脐部常规粘腹贴，并做好游泳前的准备（按摩）。

步骤3：将颈圈套在婴儿的脖子上，仔细检查婴儿的双耳和下颏是否露于颈圈上，纽带是否已扣紧。

步骤4：用水温表测量水温，出生3个月以内的小婴儿，夏季水温调至38～39摄氏度；冬季调至39～40摄氏度。

步骤5：将婴儿放入泳缸内，让婴儿自行游动10分钟左右，注意观察其面色及全身皮肤颜色的变化，严格进行一（护理员）对一（婴儿）全程监护。

步骤6：新生儿游泳完毕即用浴巾将其全身擦干，注意头面部尤其眼、耳、鼻等处的护理，脐部进行常规络合碘、乙醇消毒。

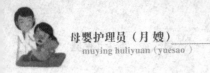

八、婴儿游泳训练问题处理

（一）在家庭中开展游泳训练应注意哪些事项

有些家庭想在家中对婴儿进行游泳训练。对此，母婴护理员应做好以下事项：

（1）建议婴儿父母或其他看护人参加由正规医院组织的培训班，掌握一些新生儿游泳的基本技巧，了解新生儿、婴儿游泳万一发生的意外情况及其处理方法。

（2）建议该家庭购买专为新生儿、婴儿游泳设计的柔软 PVC 材质的浴缸。因为普通浴缸容积太大，不易控制水温；普通浴缸高度不够，水不能达到所需的深度；普通浴缸一般由硬质的陶瓷或玻璃钢制成，容易伤害新生儿的皮肤。

（3）训练过程中一定要控制浴室的温度和水温。

（4）注意保持浴具的干净并严格消毒。

（二）怎样确定婴儿游泳训练的持续时间

婴儿游泳训练时间的长短取决于其每次游泳时的状态、本身具备的体力素质以及月龄大小三个因素。不要强行延长游泳训练时间，一般而言，新生儿、小婴儿在游泳训练的初期最好只持续7分钟左右，以后每次增加10～15秒，逐渐增加到10分钟。出生3个月以内的小婴儿每次游泳的时间最长不要超过15分钟。到1岁时，可将游泳时间增加到30～40分钟。一旦婴儿出现疲劳，如过度兴奋或者打盹、哭闹，要立即停止训练，尽快将婴儿抱出浴缸。

（三）婴儿游泳时在水中哭闹怎么办

0～3个月的新生儿、小婴儿十分愿意游泳，在水中，婴儿或用力蹬水，或安静地休息。在下水前，套婴儿训练专用游泳圈时，有些会哭闹，一旦下水，正在啼哭的婴儿绝大部分在5秒内就能停止哭闹。如果让婴儿听音乐，做些入水前的准备活动，一般不啼哭，即使啼哭，下水后也能立即停止。在游泳训练初期阶段婴儿的哭闹，主要是因为对陌生的水温、水波刺激以及在水中的四肢运动感和在水中失重的感觉不适所致。只要让婴儿进行正式练习前有一个熟悉水温、水中感觉的准备期，让婴儿在水中，逐渐记忆起子宫内的羊水环境，适应水中感觉后，婴儿脸上就会露出安宁、陶醉的表情。也可以尝试用橡皮奶嘴或水中漂浮的充气小玩具之类的东西吸引婴儿的注意力。如果，已经做好了以上应注意的事项，婴儿仍然哭闹，则应立即将其抱出水面，进行语言和动作安抚，其次要寻找婴儿啼哭的原因。一般而言，婴儿在游泳时啼哭可能是如下原因所致：

（1）水温与室温相差太大（一般要求室温比水温低10摄氏度）。

（2）水太热或太冷，造成了婴儿对强烈刺激的不适。

（3）婴儿太爱水（一般婴儿都十分喜欢玩水）而过度兴奋，造成肌肉痉挛。

（4）胎儿在母亲宫内时因母亲孕期饮食不良所造成的维生素D缺乏，新生儿就患有先天性佝偻病，一进入水中肌肉就痉挛，造成不适。

（5）婴儿本身从气质上分属难养型的，对于外界环境的刺激反应过度。

（6）游泳训练时，婴儿月龄已超过3个月，先天性的游泳反应已消失，对水有恐惧心理。

（7）婴儿有潜在的先天性心肺疾病未详细检查出来，一旦入水，就增加了心脏泵血和肺呼吸的负担，导致患儿过度的心跳、呼吸频率加快，造成婴儿不适而啼哭。

以上7种游泳训练时的婴儿啼哭很罕见。一旦明确哭因，要根据原因分别处理。对于3个月以上的婴儿尤其是6个月以上的婴儿，要有耐心，在婴儿进行正式练习前应有一个较长的准备期，首先克服婴儿怕水的恐惧心理，让其熟悉水中运动的感觉和适应游泳时自身的生理变化。

（四）怎样调动婴儿游泳时愉悦的情绪

婴儿游泳水疗室的整体策划应根据婴儿发展心理学的理论，进行整体环境的美化和色彩的设计。如果家长想让婴儿在自家的浴缸内进行游泳训练，一定要注意整体环境的美化。墙面可粉刷柔和而鲜艳的色彩；挂上阅读识字卡、精选的图画；可播放精选的古典音乐；在浴缸内可放上3～4个带音响的漂亮玩具，玩具的数量可依照浴缸的大小而定。训练中再加上一些亲子互动游戏，这些都可以调动婴儿愉悦的情绪，对促进婴儿心理发育十分有益。

（五）婴儿游泳的水里如何加入天然药物

许多资料显示：在婴儿游泳的温水中加入一些合适的天然药用植物，具有很好的保健或治疗疾病的作用，但要注意的是：

（1）加入什么样的天然药用植物，须在专业医师的指导下操作。

（2）药浴需要的药液量一般为内服药量的两倍。

虽然药浴疗法较内服安全可靠，毒副作用小，但由于婴儿的皮肤娇嫩，肝、肾功能不成熟，对于有毒性或对皮肤刺激大的中草药要慎用。另外，一旦遇到皮

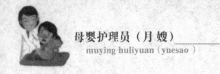

肤对药物过敏者，要立即停药，过敏严重者，要进行抗过敏处理。

（六）怎样安排婴儿游泳前的按摩和游泳操

在婴儿游泳前进行轻柔的按摩以及做训练手脚"仰泳"和"爬泳"等动作的专门游泳操，除了可调节婴儿的情绪，使婴儿形成条件反射的肢体动作，做好预备下水的心理准备外，对于婴儿随着月龄的增长而逐渐掌握水中的要领也很有帮助。但对于体质弱或疾病恢复期的婴儿要遵循控制运动量的原则，按摩、游泳操和游泳训练不要集中进行，可在做操后休息1~2小时，再训练游泳，等到身体强健后，按摩、体操、游泳方可连续进行。

（七）冬季和初春能否继续让婴儿进行游泳训练

在全国统一标准的新生儿、婴儿游泳室里，室温控制在恒温28摄氏度左右，水温要求在38~40摄氏度，游泳基本不受寒冷的影响，家长无须担心因游泳而导致婴儿受寒感冒。冬季、初春出生的新生儿，由于厚实的裹包使其肢体活动更加少，从新生儿、婴儿智力开发的角度看，冬季、初春出生的新生儿更需要通过游泳锻炼四肢，促进脑部中枢神经系统的发育，增强体质和肌体的抗寒能力。但要注意入水前的温度适应、四肢活动及泳后的保温，避免穿堂风或短时间内的忽冷忽热，以免造成对新生儿和小婴儿的过度刺激。

（八）怎样处理婴儿的游泳姿势

根据分析和统计，2个月以前的婴儿最喜欢的游泳姿势之一是仰泳：仰躺在水中不运动，也不哭不闹，表情很舒适安详，如果这时将其抱出水面还可能因不情愿而哭闹。其二是踩水：双脚无节奏地踩水，双手握拳，双上肢稍内旋划水，双下肢运动的频率明显高于双上肢，有的宝宝可能在内径90厘米的游泳池里来回不停划动，抱出水面时也会不情愿地哭闹。

2~3个月的小婴儿开始喜欢改为前胸朝下俯游，双上肢的活动明显增多，双脚蹬水也显得更有节奏感。一般来说，新生儿至11个月的婴儿大多数在大部分时间都喜欢仰泳。

对于婴儿的游泳姿势，在训练时要顺其自然，不必强加改变。

（九）婴儿游泳时静仰在水中不动怎么办

如果刚下水婴儿就安静地仰躺在水中，不哭也不闹，则可以和婴儿说话，鼓励婴儿开始游泳，同时，可在水中按摩婴儿的脚心和手心，刺激使其四肢动起来。如果婴儿下水游了一段时间后变得安静地仰躺着，那是疲倦的表现，要将婴儿抱出水面，结束游泳训练。

（十）怎样调整婴儿白天游泳后的睡觉

游泳后就睡觉的婴儿一般特别喜欢游泳，因动作量大而很疲倦，所以游泳后立即入睡。母婴护理员可以做好以下工作：

（1）将婴儿游泳的时间安排在婴儿睡觉前，游完泳就使其进入正常的睡眠。

（2）满足了白天常规睡眠时间后，将婴儿唤醒，玩亲子游泳。

（3）培养婴儿有规律作息的好习惯。

（4）婴儿如果游泳后每天夜吵，要去看医生，检查是否有佝偻病等异常情况。一般而言，游泳运动本身有改善婴儿夜间睡眠的作用。

（十一）游泳训练结束后怎样给婴儿补水

婴儿游泳结束后应喂一些糖盐水，具体为每千克体重2毫升5%的葡萄糖生理盐水，或在50毫升开水里放半勺糖制成糖水。

（十二）入水游泳的新生婴儿皮肤变得很潮红怎么办

新生儿游泳的水温是38～40摄氏度，属水疗中的温水浴。温水浴对皮肤器官的作用就是使血管扩张。皮肤毛细血管充盈，血液由内脏输至体表，导致皮肤潮红，这是一种正常温水浴反应，不必担心。

九、游泳安全措施

新生儿游泳活动要选择在新生儿轻松、安静的觉醒状态时进行。

（一）防止过度兴奋

要防止入水过度兴奋，出现植物神经性反应，如皮肤发青、发紫，起鸡皮疙瘩，甚至发生一过性短暂的休克。如果出现这种情况应立即停止刺激——中止游泳，将新生儿抱出水面，平放，保温，注意观察。

观察呼吸、脉搏及皮肤颜色。一般不须特殊处理，严重时在医生的指导下鼻饲给氧和对症治疗。

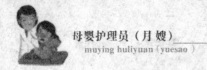
（二）预防脐部发炎

新生儿的脐带残留部分是一个创面，易积水污、不易干燥，利于细菌繁殖而发生脐炎，表现为脐部流水或脓性分泌物，脐周红肿，严重的可伴发热，精神弱，吃奶差。预防和处理：游泳前用医用胶贴将脐带残端遮盖，防止脐带残端积水，游泳后弃去。

游泳训练完后，最重要的是保持脐部清洁干燥，将脐带残端暴露在空气中，用75%的乙醇擦净残端，续擦2%的龙胆紫或络合碘预防即可，切勿用消毒粉或将未经消毒的中草药撒在脐部。

（三）呛水的防范

正确使用游泳颈圈，仔细检查是否将婴儿的双耳和下颏脱出水面，颈圈的扣带是否已扣紧，防止在水中婴儿用力时，扣带松开，婴儿坠入水中呛水。

如果出现婴儿游泳颈圈的扣带松开，要尽快将婴儿抱出水面，使婴儿处脚高头低位，分别轻拍背部，尽量让口中或双耳中的积水排出，并擦干身体。

本章习题：

1. 新生儿出生要接种哪几种疫苗？

2. 卡介苗接种后通常有哪些反应？

3. 简述婴儿抚触的基本顺序。

4. 给婴儿做抚触时要遵循哪些规则？

5. 新生儿便秘如何进行按摩？

6. 新生儿游泳有什么好处？

7. 对新生儿游泳的水温有什么要求？

8. 什么状态下婴儿可以进行游泳训练？

9. 简述新生儿游泳训练的操作步骤。

10. 婴儿游泳时在水中哭怎么办？

11. 婴儿游泳时静仰在水中不动怎么办？

12. 如何防止新生儿游泳呛水？

第四章

新生儿疾病与意外伤害的预防和护理

本章学习目标：

1.了解新生儿疾病的常见症状。

2.掌握如何辨别新生儿是否生病。

3.掌握新生儿常见疾病的护理方法。

4.了解新生儿常见意外有哪些，掌握各种意外伤害的防范方法。

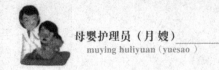
第一节　新生儿疾病概述

一、新生儿疾病常见症状

新生儿疾病初起症状常不典型，且变化快，稍有疏忽，即可能造成严重后果，应严密观察。因此，母婴护理员应该对新生儿常见症状有所了解。

（一）哭

哭是新生儿寻求帮助的唯一方式。新生儿哭时一般不流泪，通常无法根据哭声来识别他需要什么。正常新生儿的哭，常是因为饥饿、口渴、尿布湿了、环境温度过低或过高引起的。

哭也可以是新生儿有病的一种征兆：当新生儿两眼发呆，哭声是突然、短促而不婉转的尖声高音调时，常是脑部有病的迹象。当触及新生儿某一部位哭声加剧时，应仔细检查该部位有无异常。例如，新生儿皮下坏疽主要累及背部和骶尾部，抱起和换尿布时，哭声往往加剧。新生儿哭声无力或哭不出声，则提示病情较严重。

特别提示

哭是新生儿的一种语言，正常新生儿每天总会哭几次。假如新生儿很安静，不哭不闹，显得太"乖"了，反而要引起注意，这时要检查他的大脑发育是否正常。

（二）呻吟

如果新生儿因呼吸道或心脏疾患，导致肺功能明显紊乱，或因脑部有疾患，呼气时有"哼哼"的呻吟声，这是病情严重的表现。持续呻吟要比间断呻吟病情更重，应迅速送往医院诊治。

（三）呕吐

呕吐是指乳汁自胃经口吐出时，有较大的冲力，常伴有腹部肌肉的强烈收缩。而漾奶（吐奶）是指乳汁自食管或胃经口溢出，一般冲力不大，并不伴有腹部肌肉的强烈收缩。不论呕吐还是漾奶，既可能是喂养方法不当，或食物摄入量过多引起的，也可能是胃肠道功能紊乱，或先天性肠闭锁、食管闭锁等疾病造成的。

一般来说，只要新生儿食欲好、日见长胖、有大便就正常。但要注意喂养方法，喂奶时可取右侧卧位，防止吐出物吸入呼吸道。如果呕吐或漾奶伴有下列表现时，应引起重视，须请医生检查。

（1）食欲减退，精神委靡。

（2）发热或前囟饱满。

（3）体重减轻或有失水表现。

（4）呕吐物带血或呈黄绿色。

（5）常吐泡沫状液体或流涎。

（6）腹胀或可见到胃、肠的蠕动波形。

（7）便秘或出生后未排出胎便。

（四）黄疸

新生儿在出生后2～3天出现轻微黄疸，4～5天最明显，7～14天自然消退，称为"新生儿黄疸"，这是生理现象。但是，由于新生儿生理的特点，很多疾病能引起或加重黄疸。因此，当出现黄疸时，要区分是生理性的还是病理性的。如果黄疸具备下列情况之一时，可能是病理性的：

（1）在出生后 24 小时内黄疸即相当明显。

（2）黄疸遍及全身，呈橙黄色，并在短期内明显加深。

（3）黄疸一度减退后又加深，或出生后 2～3 周仍很明显。

（4）大便颜色淡或呈白色，而尿色深黄。

（5）全身状况不正常：发热、食欲不佳、精神不好、两眼发呆。

（五）呼吸异常

新生儿正常呼吸时不费力，每分钟40次左右。若呼吸稍有些快慢不匀、时深时浅，但不伴有皮肤青紫或心跳减慢等现象，则属正常。呼吸异常是指呼吸窘迫

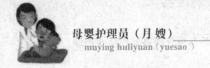
和呼吸暂停。

1.呼吸窘迫

呼吸很费力，吸气时胸廓的软组织及上腹部凹陷。呼气时发出哼哼的呻吟声，呼吸时两侧鼻翼扇动，呼吸速率明显增快（每分钟60次以上）或减慢（每分钟30次以下），常伴有皮肤青紫。

2.呼吸暂停

呼吸暂停是指病儿的呼吸停顿15秒以上，并且伴有面色青灰、心跳减慢。早产儿发生率较高。

（六）腹泻

母乳喂养的新生儿，每天大便可多达4～6次，正常状况下，大便呈厚糊状，有时稍带绿色。

腹泻是指大便稀薄、水分多，呈蛋花汤样或为绿色稀便。严重者水分很多而粪质很少。

引起腹泻的原因很多：病毒或细菌感染、喂奶量过多或乳品中含糖量过多、受凉等均可引起腹泻。也有少数新生儿是因为对牛奶过敏，或肠道缺少消化、吸收乳糖的酶所致。食量过少时，大便次数也可增多，称为"饥饿性腹泻"。这时大便较松、色绿、次数虽多但量少，应与其他腹泻相区别。

（七）皮肤青紫

新生儿刚出生时，由于生活环境骤然改变，心肺功能需要调整，皮肤有些青紫，但在出生20分钟以后应逐渐消失。如不消失，则可能是病态。

引起新生儿皮肤青紫的原因很多：单纯青紫多为青紫型先天性心脏病，阵阵发青则是由于中枢神经系统疾病或严重感染所致。另外，环境温度低时，新生儿会发生唇部及四肢末端青紫，经保暖可随之消失。有的新生儿在宫内受压，局部淤血，出生后受压面会有紫色斑，称"损伤性出血"，出生后可逐渐消失。

（八）苍白

皮肤和黏膜苍白也是一种病态，原因有：

（1）表浅血管收缩：见于环境温度过低或孩子有疾病时。

（2）贫血：由失血或溶血引起。

（九）发热

发热是新生儿在细菌或病毒感染时的重要表现之一，常常是在吮奶时，妈妈感觉到孩子口腔发烫，才知道孩子生病了。可是新生儿感染后不一定都发热，特别是出生体重轻或病情重的孩子，甚至会出现低于正常体温的现象。另外，环境温度过高，也可使体温上升，因此，不能单纯看体温来判断新生儿是否生病。

（十）惊厥

新生儿惊厥很少有典型的抽搐，有时只表现为：

（1）两眼凝视、震颤或不断眨眼。

（2）口部反复地做咀嚼、吸吮动作。

（3）呼吸不规则、暂停，并伴有皮肤青紫。

（4）面部肌肉抽动。

少数新生儿表现为：全身或一侧肢体肌肉一阵阵地抽颤，或肌肉持续强直紧张。

惊厥是一种神经系统症状，但不一定都是脑部疾病，可由多种原因引起，如高热，水、电解质紊乱（低钙、低镁、高钠等），先天性心脏病引起脑缺氧，黄疸太重，败血症等。一旦发生惊厥，要查清原因，及时处理，切勿延误。

特别提示

> 新生儿在睡眠时，出现手指、脚趾小抽动，醒后又一切正常，不要误认为是惊厥。

二、怎样判断新生儿生病了

刺激新生儿的耳朵、鼻子、足底，新生儿不动、不哭、对刺激无反应；喂奶不肯吃，长时间不喂也不会因饥饿而啼哭、吵闹、手足较凉。若新生儿出现上述情况，表示病得较重，应赶快找医生看。

以下几种表现往往提示是新生儿有病的征兆，应引起注意：

（1）新生儿出生后 48 小时内无尿，36 小时仍无大便。

（2）黄疸超过半个月。

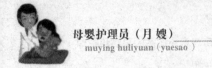

（3）心跳快慢不齐。

（4）下肢屈曲，拉直时哭闹。

（5）眼神发直。

（6）体温正常却时常发惊。

（7）前囟凸起，腹泻、呕吐。

（8）哭声发直、发尖。

（9）安静状态下呼吸急促。

第二节　新生儿常见疾病护理

一、"红臀"的护理

尿布疹俗称"红臀"，主要是因为新生儿臀部的皮肤长时间在潮湿、闷热的环境中不透气造成的。粪便及尿液中的刺激物质以及一些含有刺激成分的清洁液也会使新生儿的屁股发红，新生儿常因此而烦躁哭闹、睡卧不安。有的新生儿红臀的原因是母乳性腹泻，这是由于新生儿对乳糖不耐受引起的。夏季是引起尿布疹的高发季节。

（1）对仅仅是局部皮肤潮红的轻度红臀，应保持臀部清洁、干燥，做到及时更换湿尿布，即使是一次性尿布也应及时、定时更换。

（2）每次在新生儿大便后或换尿布时，对臀部应用温开水或4%的硼酸水洗净、吸干，再涂些植物油。而不能用肥皂清洗臀部。

（3）在气温或室温条件允许的情况下，可以把尿布垫在臀部下面，让臀部充分暴露在空气中或阳光下，每日2～3次，每次10～20分钟，一般1～2天红臀就能有所恢复。

（4）如果局部皮肤潮红并伴有皮疹，可涂消毒鱼肝油。

（5）皮疹如果有溃破，可以用氧化锌油膏或红汞加鱼肝油治疗。同时可对皮肤破溃糜烂处使用普通灯泡（100瓦）照射（距患处10～15厘米），一日数次，照射时要有专人照看以防烫伤。

（6）要是有继发细菌感染，可以用 1：5000 高锰酸钾溶液冲洗，吸干，然后涂上 1% ～ 2% 的龙胆紫溶液或 0.5% 的新霉素氧化锌糊剂。

"红臀"的预防重于治疗，年轻的妈妈和护理员在护理新生儿时千万不要使用橡皮布或塑料布给他们当尿布，每次大便后都要用温水洗净婴儿臀部、肛门周围及会阴部，并经常保持该处通风，皮肤干燥。

二、黄疸的护理

黄疸是新生儿最常见的疾病之一，分为生理性黄疸与病理性黄疸，生理性黄疸是正常现象。但如果发现超过了生理性的范围，就必须注意是不是有其他的病变，所以要特别注意新生儿的肤色变化。

（一）新生儿黄疸的基本类型

1.生理性黄疸

通常新生儿在出生两三天后，就可以用肉眼看出皮肤有点黄，在 4～5 天达到高峰，7～14 天多半就会消失。

2.病理性黄疸

病理性黄疸的原因很多，足月儿和早产儿的标准不尽相同，只要发现以下情况就要送医院观察：

（1）新生儿在出生 24 小时之内就发现黄疸，是"早发性黄疸"。

（2）黄疸指数短时间内升得太高，一天增加 50 毫克／升以上，这种情况比较常见的是溶血性黄疸（母亲和婴儿的血型不合）。

（3）黄疸指数升得太高，达 150 毫克／升。

（4）持续时间太长，一般生理性黄疸持续的时间是 7 ～ 14 天，如果超过两个星期就要注意了。

相关知识：

病理性黄疸的原因

黄疸是由体内胆红素浓度升高引起的。因为新生儿不需要那么多的红血球。红血球被破坏的代谢产物就是胆红素，如果胆红素太高，即

"高胆红素血症"，会引起黄疸。一般胆红素分为直接型与间接型，直接型的胆红素主要是肝脏胆道的问题；间接型的胆红素是由于红血球破坏过多，使胆红素太高，这可能会造成脑部核黄疸，所以这种类型都需注意。

1.红血球破坏过多

红血球破坏过多，这多半是间接型的高胆红素造成，它可以自由进出脑部，一旦脑部发育不成熟、本身有先天疾病或早产，就更容易造成伤害，因为黄疸较严重的后果就是对脑部造成伤害。黄疸太高会造成脑部产生核黄疸，导致脑部神经发展障碍，甚至会导致死亡。

黄疸也可能由于在母亲怀孕的时候，抗体由胎盘传到胎儿身上，宝宝就可能会造成溶血问题（母亲与宝宝的血型不合），O型血的母亲生A型血或B型血的宝宝比较容易发生，因为母亲体内有抗A、抗B的抗体，但专家强调，这不代表O型血女性生的孩子一定会有问题。而患蚕豆症的孩子由于红血球酶素的缺乏，在某些状态下红血球很容易被破坏而造成溶血，本身先天红血球构造不良的宝宝也可能造成溶血性的黄疸。

2.肝脏代谢减少

新生儿的肝脏功能还没发育完全，胆红素经肝脏排泄出来，来不及代谢也会造成黄疸。如果宝宝因为感染造成肝脏功能有问题，或者肝、胆道有先天性异常也会导致黄疸升高。

3.混合型

当然也有可能以上两种原因均有，需要由医生来检查判断。

4.喂母乳造成

许多人会认为喂母乳与黄疸有关，其实并不尽然，专家认为要把其他造成黄疸的原因都排除，才能说是因为母乳造成的黄疸。由于出生前1个星期的黄疸，有可能是因为喂食不足导致脱水而引起的，这时如果指数小于200毫克/升就没有问题，一般不用终止母乳喂食，但如果超过200毫克/升，可以暂时停止喂母乳，用婴儿奶粉辅助喂养。如果在48小时之内黄疸得到改善再重新喂食母乳，胆红素可能会稍微回升，对新生儿不会有影响。母乳所产生的黄疸，大约会在1～3个月内完全消失。

（二）黄疸的治疗

往往生产完的妈妈已经可以出院了，而新生儿却不能出院，必须要照光治疗，为什么照光能够治疗黄疸呢？因为新生儿身体中来不及处理的胆红素，经过血液循环到达皮肤，通过照光，能让体内的胆红素转换成其他物质，使得体内不断堆积的胆红素找到另一个出口，黄疸的症状就能改善。

照光是为了降低胆红素的堆积，对肝功能并没有影响，等到婴儿的肝脏成熟后，能够自己处理胆红素时，才算达到正常状态。但是照光后仍无法改善的婴儿，必须以换血来治疗。如果黄疸是由于胆道闭锁形成的，就需要手术治疗。

照光治疗的新生儿回家后，还要仔细观察有无任何黄疸的变化，只要持续不退，或又复发，一定要立即送医院继续治疗。

（三）黄疸患儿的照顾

由于只要超过生理性黄疸的范围就是病理性黄疸，因此出院后对新生儿的观察非常重要。出院前，一定要先了解新生儿的皮肤黄到了身体哪个部位，回家后再观察有无任何变化。如果越来越黄或黄的部位越来越多，就一定有问题，如果黄的部位慢慢消退，就不必太担心了。以下是黄疸新生儿居家照顾须知：

1.仔细观察黄疸变化

黄疸是从头开始黄，从脚开始退，而眼睛是最早黄、最晚退的，所以，可以先观察眼睛。如果不知如何看，可以按压身体任何部位，只要按压的皮肤处呈现白色就没有关系，若呈现黄色就要注意了。

2.观察新生儿日常生活

只要觉得新生儿看起来越来越黄，精神及胃口都不好，出现体温不稳、嗜睡、容易尖声哭闹等状况，都要去医院检查。

3.注意新生儿大便的颜色

如果是肝脏、胆道出现问题，新生儿的大便会变白，但不是突然变白，而是颜色越来越淡，如果身体再突然发黄，就必须带到医院检查。这是因为在正常的情况下，肝脏处理好的胆红素会由胆管到肠道后排泄，粪便因此带有颜色，但当胆道闭锁，胆红素堆积在肝脏无法排出，则会造成肝脏受损。这时必须在新生儿出生两个月内就进行手术，使胆道畅通或造新的胆道。

4.家里光线不要太暗

新生儿出院回家之后，尽量不要让家里太暗，窗帘不要拉得太严实，白天新

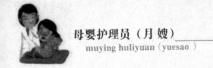
生儿接近窗户旁边的自然光，电灯开不开都没关系，不会有什么影响。回家后继续要照自然光的原因是照光对治疗黄疸有帮助。但不要让新生儿直接晒到太阳，以免晒伤。

5.勤喂母乳

如果证明是因为喂食不足所产生的黄疸，妈妈必须要勤喂新生儿。因为乳汁分泌是正常的生理反应，勤吸才会刺激分泌乳激素，分泌的乳汁才会越多。千万不要以为新生儿吃不够，就用水或糖水补充。

可以观察新生儿小便的次数，新生儿一天排尿6次以上，以及体重持续增加，就表示吃得足够。但还是要观察新生儿以后的情况变化，如果黄疸退后又升高就表明有问题，一定要及时去医院检查。

三、脐疝的预防与护理

脐疝俗称"气肚脐"，是新生儿和婴儿时期最常见的疾病之一。脐疝的发生，是由于婴儿的肚脐没有很好的闭合，导致肠子的一部分从宝宝肚脐的部位鼓出来而造成的。一般来说，早产儿由于身体发育机能弱，比其他足月生的婴儿更容易得脐疝。

绝大多数脐疝患儿不需任何治疗，随着月龄增大、啼哭减少、腹肌增强和脐环收小，在1岁左右就会自愈。只要留意婴儿是否有不明原因的哭闹，并及时观察脐部凸起处是否有异常即可，一旦发现有不正常的反应，则需尽快就医。

（一）怎样判断婴儿是否有脐疝

1.平时注意观察

不需要每天按压脐部来观察肠子是否跑出，只要在平时注意观察就可以了，比如在给婴儿换尿布或婴儿睡觉时，顺便观察脐部外观即可。在婴儿比较放松、情绪比较平静时，脐部的小包会稍微下陷一些，就像吹饱的气球稍微放了一些气，表皮变得皱皱的，但是，当婴儿开始活动或哭闹时，脐部的小包又会变得较为饱满。

2.判断哭闹原因

在婴儿哭闹的时候，首先应该安抚，并判断哭闹是否因为脐疝气所引起。虽然脐疝气算是良性症状，但是仍需留意观察脐疝气的情况。和腹股沟疝气不同的是，脐疝气多半会自行复原，而且几乎都不需要进行手术，但腹股沟疝气几乎都需要通过手术来改善症状。

3.保持皮肤完整

在穿衣服、换尿布时，并不需要刻意避开患有脐疝气的部位，只要注意做好护理工作，保持好皮肤的完整性即可。

4.注意正确触感

如果是正常的脐疝气，在往下按压时，触感就像是戳一个充气没有充饱的气球，而且能很顺利地往下按压，中途不会遭遇任何阻力。

（二）新生儿脐疝预防

乒乓球压迫疗法：取9～10厘米宽的松紧带，把两端缝合，形成圆圈，再取半个乒乓球，用布包好，缝在松紧带圈的中央，把制成的松紧带圈套在患儿的腰腹部，先将突出的脐疝内容物按回，将乒乓球凸面对准脐疝处，调整松紧带长度，使乒乓球的凸面对脐疝口产生一定的压力。疝环口在1.5厘米左右的，经1～2个月就能治愈。

（三）新生儿脐疝时如何减少肠管疝出

对于脐疝儿，为了减少肠管疝出，促进疝愈合，应设法降低患儿腹压。如尽量减少患儿哭闹，预防和治疗婴儿喘、咳病症，防止患儿出现便秘等。也要采用束带胶布或绷带包扎等办法压迫疝环，阻止肠管疝出。但要注意预防脐部受压引起脐炎等并发症。

 特别提示

　　如果疝出的肿物变硬，有触痛，还纳受阻；病儿阵阵哭闹，常有呕吐，应及早带婴儿到医院就诊，以防被卡住的肠管发生绞窄性坏死。

四、脐炎的预防与护理

假如新生儿的脐带底部呈现红色或发硬，甚至有血水渗出，可能是肚脐炎，这种情况下病菌可能由脐带的血管逐渐蔓延，侵入新生儿的内脏，以致有生命危险，故必须从速就医。肚脐炎虽然罕见，但恶化起来有其严重性，所以应小心预防。

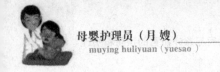

（一）脐炎的表现

脐带轻度发炎时，仅在脱落的伤面有少量黏液或脓性分泌物，周围皮肤发红。如未得到及时有效的治疗，病情会迅速发展，出现脐部脓肿，并波及大部分腹壁，同时可伴有发热、哭闹、呕吐、拒食等表现。

新生儿脐带脱落后应认真观察伤面，如见有液体分泌物流出，或有红肿表现，且咳嗽哭闹加重时，应怀疑脐部感染，要带孩子及时到医院检查。

（二）脐炎的预防护理

（1）新生儿娩出后断脐时，必须严格无菌操作，并用消毒纱布包扎。

（2）保持脐部清洁与干燥，勤换尿布，防止尿液浸渍脐部。尿布不宜过长，避免尿湿后污染伤口。有条件可用消毒敷料覆盖保护脐部。

（3）脐部要保持干燥，应选择质地柔软的衣裤减少局部摩擦。

（4）新生儿脐带未脱落前，洗澡时只能擦浴，不能将新生儿放在水盆中，因为将脐带浸湿后会导致延期脱落且易致感染。

（5）脐带未脱落初期须保持局部清洁，每日细致观察，发现有分泌物时及时处理，每日用酒精消毒脐根、脐窝及脐周一次，并敷以消毒纱布。

（6）新生儿脐带脱落后应认真观察伤面，如见有液体分泌物流出，或有红肿表现，且咳嗽哭闹加重时，应怀疑脐部感染，要带孩子及时到医院检查。

（7）脐带脱落后，如果脐窝处仍有分泌物时，可用 1.5% 碘酒涂脐窝处每日 2 次，脐周被碘酒涂着处可用 75% 酒精脱碘，以免妨碍观察周围皮肤颜色。

五、腹胀的护理

腹胀的现象为新生儿腹部充满气体，双腿上提，尖声哭喊。

（一）发生时间

新生儿两周大时开始，到3个月大时才消失。发生疼痛多是在同一时间出现，一般为下午至晚上十点。

（二）产生原因

一般小婴儿的肚子本来就比较大，看起来鼓鼓的，这是由于婴儿的腹壁肌肉尚未发育成熟，却要容纳和成人同样多的内脏器官造成的。在腹肌没有足够力量承担的情况下，腹部会显得比较突出，特别是被抱着的时候，腹部会显得突出、下垂。此外，婴儿的身体前后是呈圆形的，不像成人那样略呈扁平状，这也是让婴儿肚子看起来较大的原因之一。

除了上述婴儿的肚子本来看起来就比较大以外，造成婴儿真正腹胀的常见因素是婴儿比成人更容易胀气，胀气的原因主要包括下面几个方面：

（1）婴儿进食、吸吮得太急促而使腹中吸入了空气，尤其是当婴儿饿得太久才喂奶的时候。

（2）奶瓶的奶嘴孔大小不合适，造成空气通过奶嘴的缝隙进入婴儿体内。

（3）婴儿过度哭闹。

（4）吸入的奶水或其他食物，在肠内菌和其他消化酶的作用下发酵，产生大量的气体。

（三）处理方法

（1）喂奶之后，轻拍婴儿背部来促进打嗝，使肠胃内的气体由食道排出。

（2）护理员将双掌用力对搓，等掌心发热有烧灼感时，将右手或者左右手掌心按于宝宝腹部，以肚脐眼为中心顺时针按摩，按摩至宝宝要大便或排气为止。注意手法一定要轻柔。

（3）用棉花棒蘸凡士林后轻轻扩大肛门以助排气或排便，可减轻腹胀。

六、腹泻的护理

（一）腹泻原因

新生儿腹泻是指大便次数增多，粪便稀薄或水样，含脂肪或带脓血。腹泻是新生儿时期的常见病之一，分感染性腹泻和非感染性腹泻两大类。其发病病因：

1.非感染性

由喂养不当、吸收不良、牛奶过敏等引起。

2.感染性

由多种细菌、病毒、真菌及寄生虫引起，但以前两者为多见。该病主要表现：

（1）轻型：主要表现为一般消化道症状，腹泻一日数次至 10 次左右，大便为黄绿色稀便，可伴有低热、吃奶差、吐奶、轻度腹胀、精神稍萎靡、不安等。可

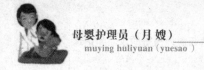

出现轻度脱水及酸中毒。

（2）重型：发病急剧，腹泻一日 10 次以上，为水样便，有时带黏液或血，可有明显发热或拒食、呕吐、腹胀、尿少、嗜睡、不安、四肢发凉、皮肤发花等。可于短时间内即出现脱水、酸中毒及电解质紊乱。

（二）腹泻后的护理

新生儿腹泻后应做好以下几件事：

1.千万不要禁食

不管是哪种病因的腹泻，新生儿的消化功能虽然降低了，但仍可消化吸收部分营养素，所以吃母乳的新生儿要继续哺喂，只要新生儿想吃，就可以喂。吃牛奶的新生儿每次奶量可以减少1/3左右，奶中稍加些水。如果减量后新生儿不够吃，可以添加含盐分的米汤，或辅喂胡萝卜水、新鲜蔬菜水，以补充无机盐和维生素。

2.早期发现脱水，及时就医

当新生儿腹泻严重，伴有呕吐、发烧、口渴、口唇发干，尿少或无尿，眼窝下陷、前囟下陷，新生儿在短期内"消瘦"，皮肤"发蔫"，哭而无泪。这说明已经引起脱水了，应及时将新生儿送到医院治疗。

3.及时补充液体

轻度脱水无呕吐者可口服补液，重症或呕吐剧烈者须静脉补充液体。

4.注意观察大便

应仔细观察大便的性质、颜色、次数和大便量的多少，将大便异常部分留做标本以备化验，查找腹泻的原因。

5.做好臀部护理

勤换尿布，新生儿每次大便后应用温热水清洗臀部及会阴部，再在肛周及臀部涂护臀膏或油。随时保持臀部皮肤的清洁、干燥。

6.预防交叉感染

新生儿所用食具、衣物等须先消毒后清洗，奶具还应煮沸消毒后才能使用。

7.合理喂养

提倡母乳喂养。母婴护理员应告知母亲，在喂养前应洗手，清洗乳头。正确添加奶量，原则为由少到多，由稀到稠，循序渐进。

七、发烧的护理

出生一个月的新生儿发烧的原因有很多，除感染外，环境过热、失水均可引起发烧。可靠的判断依据是体温，当体温超过37摄氏度，并伴有面红、烦躁、呼吸急促、吃奶时口鼻出气热、手脚发烫等现象表明是发烧。体温不超过38摄氏度时不要随便服药，应采用物理降温，即：

（1）调整室温至 22 ～ 24 摄氏度。

（2）打开包被，解开衣服以散热。

（3）用温水洗澡；给新生儿喂些温开水。

（4）体温升至 39 摄氏度时，在新生儿头下枕一个冷水袋（非冰袋），肚皮上放置温湿毛巾，用温水蘸湿新生儿前额、颈部、腋下、大腿根部等大血管走行处。

（5）发烧严重者及由感染引起的发烧应迅速带到医院就诊，不要自行用药。

相关知识：

怎样保持新生儿正常体温

新生儿皮下脂肪少，排汗散热能力弱，身体对外界温度变化的调节能力差，所以新生儿的体温极不稳定。在过分保暖的情况下，体温可上升到40摄氏度，甚至引起抽风。在寒冷的冬季，如果保暖不好，体温就会下降，全身冰凉，甚至皮肤硬肿。因此，对新生儿应保持适当环境温度。外界环境要暖和，冬天室内温度最低保持在20～22摄氏度。夏天室内要通风，但要避免风直接吹到新生儿，也可以在地上洒水或放盆冷水吸热降温。不要将新生儿包得太紧，捂得太严。寒冬季节，室内要有取暖装置，如暖气、火炉、热炕等。如果室温不够，新生儿手脚冰凉时，可以在棉被下放热水袋。

八、鼻塞的护理

新生儿鼻塞不一定是感冒引起的，应先设法弄清楚鼻塞的原因，然后再对症

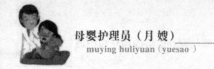

处理，下面是新生儿鼻塞经常出现的几个原因及应对方法：

（1）新生儿鼻腔的空间相对较小，空气通过较窄的地方会出现受阻的气流声，正常情况鼻腔会有少量的分泌物，这些分泌物容易积在鼻腔内。由于这两个原因，新生儿鼻音较重，感觉像鼻塞一样，只要没有其他异常情况一般不用担心。

（2）如果新生儿受到寒冷刺激，可能会出现急性鼻黏膜水肿，引起鼻塞。这时要注意给新生儿保暖，例如，提高环境温度，给新生儿增添衣服。

（3）如果是鼻屎，拿鱼肝油或生理盐水在鼻孔里滴一滴使之软化，过一会儿新生儿打个喷嚏就会把鼻屎给带出来。

（4）房间空气干燥可引起新生儿鼻塞。晚上在开空调的房间放一台加湿器，可以增加室内湿度，缓解新生儿因空气干燥而引起的鼻塞。

九、便秘的护理

（一）新生儿便秘的原因

1.人工喂养

牛奶里含有较多的酪蛋白，而酪蛋白与钙易形成皂钙，皂钙不被人体吸收，随大便排出，容易引起便秘、腹胀。

2.乳量不足

如果奶吃得少，或呕吐较多，或进食补液可引起新生儿暂时性的无大便。另外，新生儿的消化道肌层发育尚不完全，易引起便秘，还可同时伴有吐奶。只要新生儿体重不下降，呕吐和便秘的现象都是正常的。

3.外科性疾病

可能的畸形包括肠道闭锁、肠狭窄、肠旋转不良、先天性巨结肠、先天性无肛、骶尾部脊柱裂、脊膜膨出等，这些疾病常伴有严重的呕吐和腹胀现象，需及时诊治。

（二）如何帮助新生儿缓解便秘

尽可能用母乳喂养，因为母乳喂养的新生儿发生便秘的可能性较小。如果发生便秘，可喂加糖的菜水或果汁等。

（1）添加辅食时，治疗便秘：可以吃菜泥、水果、玉米粉、麦片等。

（2）适当地按摩腹部:按摩左下腹，如果触及条索状物，轻轻地由上而下按摩，可促使大便下行排出。

（3）适当地按摩新生儿肛门口，这能引起生理反射，促进排便。

（4）适当地活动，促进大便下移，引起排便。

（5）人工通便：用石蜡油、开塞露、小的肥皂条等通便，同时训练排便习惯（仅限于便秘严重时使用）。

（6）中药治疗：可以适当应用清热解毒、润肠通便的中药（需有医生的指导）。

 特别提示

新生儿几天不大便不一定是便秘，判断新生儿是否便秘的方法是观察大便性状，如果性状正常，几天不大便也属正常。

有的婴儿经常2～3天或4～5天才排便一次，但粪便并不干结，仍呈软便或糊状便，排便时要用力屏气，脸涨得红红的好似排便困难，这其实并不属于便秘。

十、鹅口疮的护理

新生儿或久病体弱的新生儿，口腔、舌面布满白屑，状如鹅口，即鹅口疮，俗称"雪口"。新生儿口腔嫩薄，不耐邪热熏灼，所以容易发生鹅口疮。因此，应注意新生儿口腔的清洁，指导喂服，加强个人卫生。

（一）患鹅口疮新生儿的特征

本病初起，在口腔舌上或两颊内侧出现白屑，渐次蔓延至牙龈、口唇、软硬腭等处。白屑周围绕有微赤色的红晕，互相粘连，状如凝固的乳块，擦去随时生起，不易清除。

（二）护理措施

1. 注意新生儿口腔的清洁，指导喂服，加强个人卫生

喂乳前后用温水将乳头冲洗干净，喂乳后再给新生儿喂服少量温开水。

乳母饮食要清淡，忌辛辣、酒类刺激性食品。一次喂乳不宜过饱，便秘者可喂服青菜汤。新生儿奶瓶、奶头、餐具应经常清洁消毒。

2. 观察新生儿口腔黏膜及舌面白屑的增减及吮乳情况

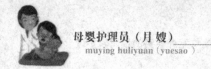
（1）若见新生儿烦躁、口臭、流涎、便秘、吮乳时啼哭，吞咽、呼吸困难时，应及时送往医院处理。

（2）发热者，定时测量体温，给予物理降温，喂服淡盐水或温开水。

（3）口臭、便秘者，在医生指导下用大黄粉 1 克，开水泡后喂服。中药汤剂宜采用少量多次温服。

3.局部治疗

疮面用绿袍散化水，以棉签蘸液擦患处，再用冰硼散加麻油调匀，涂口腔患处，每日 3 ~ 5 次。

十一、新生儿肺炎的护理

新生儿肺炎是一种常见病、多发病，往往发病较急、病情较重。

（一）病因

新生儿在出生过程中吸进了羊水，或者受凉、喂养不当、呛了奶汁等可引发肺炎，还有的是因患上呼吸道感染、高烧等疾病诱发了肺炎，尤其是在冬、春季节。

（二）症状

常见的早期症状：高烧、咳嗽、喘、流鼻涕、精神不振、哭声低微及呼吸表浅、急促或不规则。严重者可因呼吸困难而嘴唇发紫、鼻翼煽动等。

（三）护理措施

新生儿得了肺炎，应当及时到医院治疗，病情严重的应当住院，若不住院，在家中治疗的关键是要加强对新生儿的护理。护理时注意以下几个方面：

1.环境

室内应该阳光充足、空气新鲜。一个安静、舒适的环境，能使患儿更好地休息和睡眠，有利于病情的好转。

患儿住的房间要通风、清洁。在清扫时，要湿抹湿扫，防止尘土飞扬，以免刺激发炎的呼吸道而加重咳嗽。为保持空气新鲜，每天要开窗通风换气 2 ~ 3 次，每次 20 ~ 30 分钟，室内的温度要保持在 18 ~ 20 摄氏度，湿度为 55% ~ 65%，如空气干燥，可在炉子上放一只不加盖的水壶，增加室内湿度，以免新生儿口干舌燥。

2. 饮食

新生儿在患病期间要摄入足够的水分和高热量、高维生素、易于消化的食品。新生儿时期的最好食品是乳制品，此时切不可断奶，如果新生儿憋得太厉害，吸奶困难，可把奶挤出来，用小勺慢慢地喂。人工喂养的新生儿，可在牛奶中适当加些米汤。

3. 保暖

冬、春季气温较低，特别要注意保暖，但应适度，发热时要松解衣被，以免散热困难，引起高热惊厥或出汗过度。

十二、咳嗽的护理

新生儿咳嗽是为了排出呼吸道分泌物或其他异物而做出的一种机体防御反射动作。也就是说，咳嗽是新生儿的一种保护性生理现象。但是如果咳得过于剧烈，影响到饮食、睡眠和休息，就要去医院检查了。

一定要鉴别咳嗽是何种原因引起的，再对症处理。绝不可一听到咳嗽就认为是感冒、肺炎，而盲目治疗。如果新生儿咳嗽，不发烧，也没痰，则要做好以下护理工作：

（1）避免着凉，并保证给新生儿创造一个无烟、无其他刺激性气味的环境。

（2）天气干燥时，保持室内空气的湿度在 40% 左右，保持室内清洁，减少浮尘的刺激。

（3）在新生儿咳嗽时，可以使新生儿俯卧在护理员的膝上，轻拍背部，促进痰液排出。如果新生儿干咳，可以给新生儿喂温热的水，湿润咽部。

（4）新生儿睡觉时，枕部褥垫下放一枕头，防止痰液堵在喉部。

（5）喂奶后还要将新生儿立起，轻拍背部，使其打嗝，减少咳嗽时的呛奶。新生儿呛奶时，不要慌张，使新生儿侧身，及时清除新生儿口、鼻中的奶液或奶块，保持呼吸道通畅，避免将奶液吸入呼吸道。

 特别提示

如咳嗽较严重应去医院检查，在医生指导下用药，不可自行买药给新生儿使用。

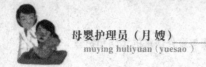

十三、呛奶的预防与抢救

新生儿吐奶时，由于会厌活塞盖运动失灵，没有把气管口盖严，奶汁误入了气管，叫做"呛奶"。新生儿不能把呛入呼吸道的奶咯出，这便导致气道机械性阻塞而发生严重呼吸困难缺氧，即称为"呛奶窒息"。

（一）呛奶窒息的危害

呛奶窒息的新生儿可出现颜面青紫、全身抽动、呼吸不规则，吐出奶液或泡沫、鲜血、黑水等。新生儿的大脑细胞对氧气十分敏感，如抢救不及时极易造成新生儿猝死。

（二）呛奶窒息预防

呛奶窒息预防措施如下表所示：

呛奶窒息预防措施

序号		预防措施
1	喂奶时机适当	不在婴儿哭泣或欢笑时喂奶；不要等婴儿已经很饿了才喂，婴儿吃得太急容易呛；婴儿吃饱了不可勉强再喂，强迫喂奶容易发生意外
2	姿势体位正确	母乳喂养婴儿应斜躺在妈妈怀里（上半身成30～45度），不要躺在床上喂奶。人工喂养婴儿吃奶时更不能平躺，应取斜坡位，奶瓶底高于奶嘴，防止吸入空气
3	控制速度	妈妈泌乳过快奶水量多时，用手指轻压乳晕，减缓奶水的流出。人工喂乳的奶嘴孔不可太大，倒过来时奶水应成滴而不是成线流出
4	注意观察	妈妈的乳房不可堵住婴儿鼻孔，一定要边喂奶边观察婴儿脸色表情，若婴儿的嘴角溢出奶水或口鼻周围变色发青，应立即停止喂奶。对发生过呛咳的婴儿、早产儿，更应严密观察，或请专业人员（医生、母婴护理员）指导喂哺
5	排出胃内气体	喂完奶后，将婴儿直立抱在肩头，轻拍婴儿的背部帮助其排出胃内气体，最好听到打嗝后，再将婴儿放在床上。床头宜高15度，让婴儿右侧卧30分钟后再平卧，不可让婴儿趴着睡，避免婴儿猝死

（三）新生儿呛奶紧急救护

新生儿呛奶严重时会导致窒息，新生儿完全不能呼吸，这时几乎没有入院急救的机会，母婴护理员应争分夺秒立即抢救。具体抢救方法如下：

1.体位引流

如果新生儿饱腹呕吐发生窒息，应将平躺新生儿脸侧向一边或侧卧，以免吐奶流入咽喉及气管；如果新生儿吃奶之初咽奶过急发生呛奶窒息（胃内空虚），应将其俯卧在抢救者腿上，上身前倾45~60°，利于气管内的奶倒空引流出来。

2.清除口咽异物

如果有自动吸乳器，应立即启动，将软管插入新生儿口腔咽部，将溢出的奶汁、呕吐物吸出；没有抽吸装置，可用手指缠纱布伸入新生儿口腔，直至咽部，将溢出的奶汁吸除，避免新生儿吸气时再次将吐出的奶汁吸入气管。

3.刺激哭叫咳嗽

用力拍打新生儿背部或揪掐刺激脚底，让其感到疼痛而哭叫或咳嗽，有利于将气管内的奶咳出，缓解呼吸。

4.辅助呼气

重点是呼气，带有喷射力量。方法是抢救者用双手拢在患儿上腹部，冲击性向上挤压，使其腹压增高，借助膈肌抬高和胸廓缩小的冲击力，使气道呛奶部分喷出；待手放松时，患儿可回吸部分氧气，反复进行使窒息缓解。

十四、脓胞疮的预防与护理

新生儿脓疱疮的病因：新生儿皮肤娇嫩，抵御细菌的能力弱，特别是皮肤皱褶处，容易破损以致细菌侵入，而发生脓疱疮。

（一）脓疱疮及早发现

在给新生儿洗澡的时候，注意新生儿的颈部皱褶处、腋下、大腿根部皱褶处、腹部等部位。脓疱疮初期为小米粒大小的疱疹，内有黄色液体。如果不注意处理，发展很快，疱疹增大呈黄豆大小，疱疹破溃流出黄水，可以发生更多的感染，出现更多的脓疱疮。因此在给新生儿洗澡时应该注意观察婴儿的皮肤，特别是上述皮肤皱褶处，以便早发现早处理。

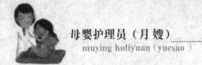

 特别提示

　　新生儿脓疱疮感染速度较快，如果不能制止其蔓延，即可造成细菌入血引起败血症，甚至危及生命，因此一旦不能控制其蔓延，应该及时提醒产妇带新生儿到医院就诊。

（二）脓疱疮的护理

　　每天洗澡后用75%酒精消毒棉棒把脓疱擦破，再换用干净消毒棉棒擦净局部。天热时节由于汗液容易污染皮肤，增加感染机会，因此可以每天数次洗澡，每一次都如上述方法处理脓疱。

 特别提示

　　由于脓疱疮内的脓液流出后很容易传染到其他部位，因此在处理脓疱疮时应该特别注意二次感染的问题。

（三）脓疱疮的预防

　　脓疱疮预防的方法：保证天天洗澡，保持皮肤清洁，贴身内衣勤换，注意细心观察，做到早发现早处理。

十五、捂热综合征的预防与护理

　　捂热综合征是新生儿及小婴儿的一种意外紧急情况，也称闷热综合征、蒙被综合征、蒙被缺氧综合征。捂热综合征大多发生于深秋和冬季。捂热综合征的发病率，未满月的新生儿约占一半，其余多为1~6个月小婴儿。

（一）产生原因

　　引发捂热综合征多见的几种情况是：睡觉时怕婴儿被冻着，衣服被褥一层又一层地紧裹；和婴儿同盖一条被子，当母亲熟睡后婴儿头面部全被置于被子下面，口鼻亦被捂盖；外出乘车途中，包裹过紧、过厚、过暖等。

（二）预防措施

捂热综合征是完全可以预防的，现介绍几种预防方法：

（1）夜间不要给婴儿盖被太多太厚，更不能使其蒙被睡觉；

（2）带婴儿外出时，包裹要露出缝隙；

（3）叮嘱乳母不应紧拥婴儿，也不要边喂奶边睡觉；

（4）婴儿伤风感冒时，千万不要捂汗，尤其不可蒙头捂汗。婴儿最好睡自己的小床，即便与大人同睡一床，也应避免与大人同盖一条被子。

（三）护理要点

（1）应该首先去除捂热的原因，撤离高温的环境，让婴儿尽快呼吸到新鲜的空气，并尽快把婴儿送到医院救治。

（2）婴儿体温较高时要迅速降温。最好采用物理降温法，如用冰垫、温水擦浴等，不要用发汗药，以免出汗过多导致虚脱。

温水擦浴的具体方法是：脱掉患儿的衣服，盖上一条浴巾，将3～4块纱布或毛巾浸入34～37摄氏度的温水中，轻轻拧一下水后，放在婴儿的两侧腋窝及大腿根部，每隔数分钟重新浸湿纱布一次；用另一条湿毛巾轻轻地、反复擦拭身体的暴露部位，上肢由颈部到手掌，下肢由大腿根至足部，这样可促使体表皮肤的血管扩张散热，达到降温的效果，一般每次进行20～30分钟。注意切勿在这时用发汗药物，以免婴儿因出汗过多而加重虚脱。

十六、新生儿败血症的预防与护理

新生儿败血症是由病菌侵入血液循环中并大量繁殖的一种严重疾病。感染的途径分为在子宫内感染、分娩时感染和出生后感染。被病菌污染的羊水也可以使胎儿感染，引起败血症。若新生儿一旦得了败血症而没有得到及时治疗处理，其死亡率高达40%左右。

（一）新生儿患败血症的信号

1.吃奶减少，吸吮无力

新生儿吃奶明显减少，似乎不知饥饿，吮乳时间短且无力，吃奶时易呛奶。

2.哭声低微如"猫叫"

患败血症的婴儿常不哭闹，或只哭几声就不哭了，而且哭声低微。

3.体温不升，手足发凉

新生儿患败血症时，不是体温高，而是体温低，测体温时在35.5摄氏度以下，婴儿手足发凉。

4.全身软弱，四肢少动

健康的新生儿一般屈肌张力高，四肢屈曲或不停地活动，小手会紧紧抓住大人的手指；而患败血症的婴儿四肢及全身软弱，拉他的上肢也无明显的屈曲反应，松手后他的上肢会自然坠落下来，手也不会抓紧大人的手指，而且四肢很少活动。

5.反应低下，昏昏欲睡

健康的新生儿在受到刺激时可做出适当反应，如惊醒、注视、微笑等；而患败血症的婴儿则表现为反应能力低下，精神萎靡或昏昏欲睡。

6.黄疸不退或退而复现

正常生理性黄疸应该逐步消退，新生儿患败血症时生理性黄疸持续不消退，反而加剧，或黄疸消退后又出现黄疸。

7.体重不增

健康的新生儿出生后有生理性体重下降，但下降的时间在生后3～4天最明显，下降的幅度不超过出生体重的10%，以后逐渐恢复，在出生后7～10天恢复到出生体重，以后每天体重增加约50克，满月时体重增长在750克以上。而患败血症的新生儿生理性体重下降超过正常范围，在体重增长期体重不增加。

 特别提示

以上症状并非同时出现，有1～2种症状出现时就要引起足够重视，不能轻易放过。

（二）新生儿患败血症的预防

（1）注意不要用布擦口腔黏膜，不要用针去挑"板牙"而损伤口腔黏膜，不要使脐带受污染。

（2）平日要细心观察婴儿的皮肤、消化道、呼吸道有无感染。一旦发现有皮肤黏膜发炎现象，应迅速治疗。如发生可疑症状时，应尽快就医诊治，以减少发生败血症的概率。

十七、如何给新生儿喂药

（一）服药方法

下面介绍几种辅助喂药方法：

1.粉剂

（1）将药物倒入新生儿专用小杯中，用温开水调成稀糊状，再用小勺放到舌下处。如果婴儿吞咽较慢，可再喂一小勺水，帮助药物流入咽部。

（2）如果药品本身无特殊异味，可放入奶瓶，用温水混匀，给新生儿饮用。

（3）如果药量比较少，可将药粉沾在乳头或者橡胶奶嘴上面，直接将其送入婴儿口中吸吮。

2.水剂

（1）用新生儿专用小勺紧贴嘴角，一点点喂服，使药液沿嘴角一侧慢慢流入口中。

（2）用吸管吸满药液后，将管口放在婴儿口腔颊黏膜和齿龈之间慢慢挤滴，注入口腔。

喂药过程中，婴儿哭闹张大嘴时，不要为了省事直接将药倒入咽喉部，以免发生呛咳或误入气管。

3.片剂

将药片研成细粉状，喂法同粉剂。

4.胶囊制剂

目前新生儿用胶囊制剂主要是维生素A和维生素D胶囊，可将胶囊一端用清洁剪刀剪开，将药剂倒入温开水中混合，然后直接沿嘴角或舌下滴入口腔。

（二）注意事项

（1）服药前，不宜给新生儿喂奶及饮水，要使新生儿处于半饥饿状态。这样既可防止恶心呕吐，又可因新生儿饥饿，便于药物咽下。

（2）按医嘱，先将药片或药水放置勺内，用温开水调匀，也可放少许糖。喂药时将新生儿抱于怀中，托起头部成半卧位，用左手拇指和食指轻轻按压新生儿双侧颊部，迫使新生儿张嘴，然后将药物慢慢倒入嘴里。但要注意，不要用捏鼻的方法使新生儿张嘴，也不宜将药物直接倒入咽部，以免药物吸入气管发生呛咳。

（3）喂药后，应继续喂水 20～30 毫升，将口腔及食道内积存的药物送入胃内，而且，喂药后不宜马上喂奶，以免发生反胃，引起呕吐。

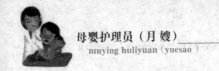

（4）要严格掌握剂量。因新生儿肝、肾等脏器的解毒功能尚未完善，若用药过量容易发生中毒。

（5）有时婴儿用药剂量很小，为了便于准确掌握剂量及减少服药时有效成分的损失，可先将所服用的药物与钙片等对机体无明显影响的药物一同研碎、混匀，然后再分出应服用的剂量。

第三节　新生儿意外伤害的预防和护理

一、防外伤

新生儿的衣服和尿垫应选用浅色棉布缝制，布料在存储过程中，为防虫蛀应用了化学消毒剂，会刺激新生儿的皮肤，应洗后再用。许多新生儿装的标签很硬，缝在衣服内面，新生儿活动时刺激局部皮肤；尿垫及手套上的线头儿有可能缠住新生儿的手指（或脚趾），从而影响手指（或脚趾）血液循环，甚至造成手指（或脚趾）坏死。因此，应剪去标签及长线头。

家中不要饲养宠物，如猫、狗、鸟等。因为小动物有可能抓伤或咬伤新生儿，另外动物的某些疾病也会传染给新生儿。

二、防窒息

有的母亲为了方便照顾新生儿，同新生儿同盖一床被子，当母亲睡熟时，很可能用上臂或身体压住新生儿，造成其骨折或窒息。

母婴护理员要告知母亲不要躺着给新生儿喂奶。因为一旦母亲睡着了，乳房很容易堵塞新生儿的鼻孔，引起窒息。

人工喂养时，奶嘴的孔不宜过大，新生儿吃奶时不能过急。每次吃完奶后要将新生儿抱起来，轻拍后背，打嗝后再轻轻放下。取侧卧位可减少吐奶和呛奶，防止发生窒息。

三、防烫伤

用热水袋（或瓶）给新生儿保暖时，水温不宜超过50摄氏度，且不可直接接触新生儿皮肤。应将热水袋（或瓶）用毛巾包裹，并将口拧紧，放在被子外边。给新生儿洗澡的水温，应以40～45摄氏度为宜，先放凉水后再加热水，并用成人前臂内侧先试一试水温。

四、防环境污染

（一）避免噪声及强光线刺激

因为新生儿神经系统发育尚不完善，适应力差，长时间的噪声、强光刺激容易使新生儿的听觉或视觉功能出现障碍。

（二）新生儿室内禁止吸烟

因为新生儿对尼古丁极为敏感，若吸入含有尼古丁的烟雾，对新生儿的健康会造成损害。

（三）避免电磁污染

新生儿应远离电磁器具，如电脑、微波炉、电磁炉等，这些电磁器具的辐射都会给新生儿带来危害。

五、饮食安全

对于不能够母乳喂养的新生儿，在选择牛奶或奶粉的时候，要认真了解产品质量和生产时间，杜绝食用劣质和过期乳制品。

人工喂养新生儿时，可以用3∶1的牛奶与水的混合物喂养，这样可以防止新生儿消化不良。同时，应注意牛奶的温度不宜过高。

应注意每次喂奶前后要洗手，并做好奶瓶的消毒，吃剩的奶应弃掉，不能隔顿再吃，以防牛奶变质，引起新生儿腹泻。

六、防中暑和煤气中毒

新生儿居室温度在22～24摄氏度为最佳，湿度最好保持在50%～60%。每日要保证通风、换气。夏天，产妇"坐月子"紧闭门窗，而不敢使用风扇、空调，是造成新生儿中暑的重要原因；冬天，取暖用炉子时不用风斗，不注意烟囱的通畅，甚至不用烟囱都是造成煤气中毒的主要原因。

七、防耳朵损伤

不要用棉签或其他物品为新生儿掏耳朵，以免弄伤新生儿的耳朵，影响其听力。可以用湿的棉签轻轻擦拭新生儿耳朵外面有脏东西的部分，千万不能掏耳孔。

本章习题：

1.新生儿患病时常有哪些症状？

2.简述新生儿呕吐和漾奶时伴有哪些情况必须请医生检查。

3.什么情况下新生儿黄疸可能是非生理性的？

4.怎样才能知道新生儿生病了？

5.如何护理新生儿的"红臀"？

6.如何照顾患黄疸新生儿？

7.新生儿腹胀该怎么办？

8.新生儿腹泻后该怎么处理？

9.如何帮助新生儿缓解便秘？

10.新生儿鹅口疮该怎么护理？

11.新生儿若得肺炎该怎么办？

12.新生儿咳嗽该怎么办？

13.怎样给新生儿服用水剂药物？

14.给新生儿喂药应该注意哪些事项？

15.怎样防止新生儿受外伤？

16.如何防止新生儿窒息？

17.如何保证新生儿的饮食安全？

第五章

产妇日常生活护理

 本章学习目标:

1.了解产妇的饮食要求、忌讳，掌握一些基本的月子餐制作方法。

2.了解产褥期的检查要求，掌握产褥期的护理及卫生指导方法。

3.了解产妇的常见疾病，掌握其护理方法。

4.掌握产褥期体操、哺乳、乳房护理等的要求及指导方法。

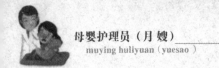
第一节　产妇饮食护理

一、产妇饮食的安排

产后1~2天，产妇的消化能力较弱，应摄入易消化食物，最好是流质或半流质食物，如牛奶、豆浆、藕粉、糖水煮鸡蛋、蒸鸡蛋羹、馄饨、小米粥等。不要吃刺激性的食物。

产后3~4天，应开始给产妇喝鲤鱼汤、猪蹄汤之类的催奶食物。但也要注意不要让产妇喝过多的汤，避免乳房乳汁过度淤胀。

产妇饮食的具体安排如下表所示：

产妇饮食的安排

时间	目的	饮食安排
第一周	促进恶露排出和伤口愈合	1.以口味清淡的猪肝料理、山药排骨、豆腐为主，配合玫瑰姜母茶、紫米粥、红枣银耳汤 2.可以给产妇吃些清淡的荤食，如肉片、肉末、瘦牛肉、鸡肉、鱼等，配上时鲜蔬菜一起炒，如芦笋牛柳、菠萝鸡片、青椒肉片、茄汁肉末这样的家常小炒 3.可以让产妇少吃白米，改吃糙米、胚芽米、全麦面包等 4.可以让产妇吃些橙子、柚子、猕猴桃等开胃的水果
第二周	补血	1.多吃补血食物并补充维生素，如可以给哺乳妈妈多吃花生炖猪蹄、通条（一味中药）鱼汤 2.为了防止产后腰酸背痛，可以在给产妇做菜时加点杜仲 3.产妇每天要补充2000~2500毫升水分 4.苹果、梨、香蕉能减轻产妇便秘症状并且富含铁质，动物内脏更富含多种维生素，是完美的维生素补剂和补血剂。比如麻油炒猪心、大枣猪蹄花生汤、鱼香猪肝等，加入少许枸杞、山药、茯苓等

续表

时间	目的	饮食安排
第三～四周	恶露基本排清,进入进补期,进行催奶	此时以热补为好,做菜时适当加米酒,以促进产妇血液循环,帮助其恢复体力。如鲫鱼汤、昂子鱼汤、猪蹄汤、排骨汤都是公认很有效的催奶汤。如果加入通草、黄芪等中药,效果更佳

二、月子里的食物

(一)月子里的营养食物

一般而言,凡含有营养的食物月子里均可食用,如各种肉食、鱼类、蛋类、蔬菜、水果、豆制品等。具体而言,下面一些食物不应缺少:

1.鸡蛋

鸡蛋中蛋白质及铁含量较高,并含有许多其他营养素,且容易被人体吸收,还无明显的"滞胃"作用,对于产妇身体康复及乳汁的分泌很有好处。鸡蛋的做法可采用多种形式,如蒸蛋、水煮蛋等,每日以3个为宜。一次吃得太多胃肠吸收不全,对身体也无补益。

2.营养汤

鸡汤味道鲜美,能促进食欲、增加乳汁分泌,且有利于产妇身体康复。鸡汤也可以与猪蹄汤、鲫鱼汤、排骨汤、牛肉汤等轮换食用。

3.红糖

红糖含铁量比白糖高1～3倍。产妇产后失血较多,吃红糖可以促进生血。红糖性温,有活血作用,能促进产后淤血排出及子宫恢复。

4.新鲜水果

新鲜水果色鲜味美,能促进食欲,还具有助消化、助排泄作用。

5.米粥

稀饭或小米粥除含多种营养成分外,还含较高的纤维素,有利排便。米粥质烂,并含有较多水分,有利于消化、吸收。

6.挂面

挂面营养较全面,在汤中加入鸡蛋,食用方便,富有营养且易消化。

7.蔬菜

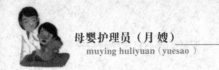
蔬菜含有多种维生素，产妇尤其要多食绿叶蔬菜。西芹纤维丰富，多吃可预防产妇便秘。红萝卜含丰富的维生素A、B、C，是产妇的最佳菜肴。莲藕排骨汤可治疗贫血，且莲藕具有缓和神经紧张的作用。

8.生姜

在分娩后的第一周，熬红枣汤要加两片生姜，帮助产妇子宫内恶露的排出，冬天可以抵御寒气，夏天还可以预防中暑。生姜有促进血液循环、提神、健脑的作用。

生姜还有一个绝妙的用处，就是在热水里加入熬过的姜汤，产妇用这样的生姜热水洗头、擦身、洗脚，不会产生不良的后遗症。

9.黑豆

黑豆含有丰富的植物性蛋白及维生素A、B、C，对脚气、浮肿、腹部和身体肌肉松弛具有改善功效。

10.芝麻

芝麻含钙高，多吃可预防产后钙质流失及便秘。

11.花生

花生能养血、止血，可治疗贫血症，具有滋养作用。可做成花生粥食用。

12.猪心、猪腰、猪肝

猪心有强化心脏的功能；猪腰有强化肾脏、促进体内新陈代谢、恢复子宫机能、治疗腰酸背痛等功效；猪肝适合在早晨和中午食用。

13.海参

海参不含胆固醇，蛋白质含量高，适合产后虚弱、消瘦乏力、肾虚水肿者食用。

14.糯米

糯米性味甘平，补中益气。

15.牛奶

产妇一般每天至少应喝500毫升牛奶。

16.山楂

山楂可促进子宫收缩，加速子宫的恢复。而子宫收缩也会使子宫的血管收缩，起到止血的作用，对产后出血和产后恶露不尽的恢复有重要作用。

17.桂圆

桂圆是产后滋补的佳品。可针对产后气血不足导致的体弱、乏力、胃纳差、失眠等进行补益，促进产后恢复。如可做成桂圆大枣粥等食用。

（二）产妇不宜的食物

以下食物产妇不宜吃：

（1）生冷食物。

（2）辛辣食物。

（3）刺激性食品：如浓茶、咖啡、酒精，会影响睡眠及肠胃功能，亦对婴儿不利。

（4）酸涩收敛食品：如乌梅、南瓜等，以免阻滞血行，不利恶露的排出。

（5）冰冷食品：如雪糕、冰淇淋、冰凉饮料等。

（6）过咸食品：过多的盐分会导致浮肿。

（7）麦乳精：以麦芽为原料，而麦芽有回奶作用，会影响乳汁的分泌。

（三）催乳食物

产妇要多吃催乳食物，如红糖水、芝麻、大枣、牛奶、豆浆、小米粥、鸡汤、肉汤、鱼汤、虾肉、猪蹄、猪肝、母鸡、花生、黄豆、红小豆、豌豆、丝瓜、黄花菜、鲤鱼、鲫鱼、墨鱼等。丝瓜可炒鸡蛋，或做鸡蛋丝瓜汤等。汤类是促进乳汁分泌的重要食物，如排骨汤、牛肉汤、鸡汤、阿胶瘦肉汤、大枣木耳汤、枸杞鲫鱼汤、花生当归猪蹄汤等。

三、月子期健康饮食四原则

（一）少吃多餐

产妇刚生完孩子，体力消耗大，又面临着哺育新生儿的重任。因此，每天所需要的热量及营养素比孕晚期还要高，加上产后胃肠功能减弱，如一次吃得多，容易加重胃肠负担。产后每天最好分5~6餐进食，既可保证充足的营养，又有助于食物的消化吸收。

（二）干稀搭配

由于产后失血伤津，需要水分来促进身体康复，再加上每天的哺乳需要大量的水分，因此产妇的食物一定要做到干（米饭、肉类、鸡蛋等）稀（汤类、稀粥、牛奶等）搭配。

（三）荤素搭配

我国传统的习惯是月子里提倡产妇多吃鸡、鱼、肉、蛋，而忽视其他食物，

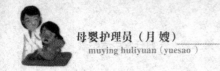

特别是蔬菜、水果的摄入，其实这是一种误区，这种饮食不仅不利消化，而且会降低食欲，造成产妇蛋白质和脂肪过剩，容易引起生理功能失调，所以一定要予以改正。

（四）清淡适宜

月子里的饮食尽量要清淡，食盐摄入量应根据具体情况而定。比如夏天出汗较多，摄入的盐就相对多一些。如果水肿现象明显，产后最初几天以少吃为宜，待水肿消退可恢复正常。一般来说产妇每日以5～7克盐量为宜，调味品中的葱、姜、蒜等温性调味料可促进血液循环，有利于淤血排出体外，也可少放一些。

四、产妇饮食忌讳

（一）忌过早大量喝汤

如果新生儿刚刚出生就让产妇大量喝汤，容易使产妇大量分泌奶水，而刚刚出生的新生儿胃容量小，吸吮力也较差，吃得也少，过多的奶水会淤滞于乳腺导管中，导致乳房发生胀痛。加之产妇的乳头比较娇嫩，容易发生破损，一旦被细菌感染就会引起乳腺感染，乳房出现红、肿、热、痛，甚至化脓，不仅造成产妇痛苦，还会影响正常哺乳。因此，母婴护理员在产妇产后不宜过早地为其催乳，适宜在分娩1周后逐渐增加喝汤的量，以适应新生儿进食量渐增的需要。即使在1周后也不可无限制地喝汤，正确做法以不引起乳房胀痛为原则。

（二）忌给产妇喝浓汤

浓汤是指给产妇做的脂肪含量很高的汤，如猪蹄汤、肥鸡汤等。产妇食用过多高脂肪食物，会使奶水中的脂肪含量增加，而这种高脂肪奶水不能让新生儿很好地吸收营养，还容易引发腹泻。同时，产妇摄取过多的高脂肪容易引起身体发胖，使身材难以尽快恢复。

正确的做法是：给产妇多做一些富含蛋白质、维生素、钙、磷、铁、锌等营养素的清汤，如精肉汤、蔬菜汤、蛋花汤、鲜鱼汤等。并且要提醒产妇，汤和肉要一同吃，这样才能更好地吸收营养。

（三）忌喝红糖水太多、太久

红糖虽然具有益气养血、健脾暖胃、驱散风寒、活血化淤的功效，可以帮助产妇补充碳水化合物和补血，促进恶露排出，有利于子宫复位，但若饮用红糖水过多，会损坏产妇的牙齿，如果在夏天里坐月子的产妇喝得过多，还会导致出汗过多，使身体更加虚弱，甚至引起中暑。另外，红糖水喝得过多会增加恶露中的血量，造成产妇继续失血，反而引起贫血。

产妇在产后喝红糖水的时间，以7～10天为宜，母婴护理员在护理时应该注意这一点，若家中有老人反对，则要把其中的原因耐心地向他们解释。

（四）忌剖腹产后吃胀气食物

牛奶、糖类、豆浆、淀粉等食物在食用后会促使肠道产气，从而使产妇发生腹胀。剖腹产手术会使肠肌受到刺激，导致肠道功能受抑，肠蠕动减慢，肠腔内有积气，容易在术后产生腹胀。所以，在术后这些食物若食用过多会加重腹胀，也不利于伤口愈合。

正确的做法是：不要给产妇制作这些胀气食物。

（1）产后6小时宜食用一些排气类食物，如萝卜汤等，以增强肠蠕动，促进排气。

（2）待24小时胃肠功能恢复后，进食流食1天，如蛋汤、米汤等。

（3）当产妇排气后，饮食可由流食改为半流食，适宜进食富有营养并易消化的食物，如蛋汤、烂粥、面条、馄饨等，然后依产妇体质把饮食逐渐恢复到正常。

（五）忌月子里饮用茶水

月子里的产妇不宜喝茶水，因为茶水中含有鞣酸，它可以与食物中的铁结合，影响肠道对铁的吸收，促使产妇发生贫血，而且茶水越浓鞣酸含量越高，对肠道吸收铁的影响越大。茶叶中含有的咖啡因，在饮用后会刺激大脑兴奋，使人不容易入睡，影响睡眠，不利于产妇的身体恢复。同时，茶水里的咖啡因还可以通过乳汁进入新生儿体内，使新生儿发生肠痉挛，出现无由啼哭的现象。

正确的做法是不给产妇泡茶水，若产妇执意要喝，要耐心地向她讲解茶水对婴儿的影响。同时，要积极准备一些新鲜果汁及清汤，这对产妇是一种很好的饮料，其中既富含维生素，又富含矿物质，可以促进产妇身体恢复。

（六）忌吃巧克力

巧克力中所含的可可碱能够进入母乳，通过哺乳被新生儿吸收并蓄积在体内。久而久之，可可碱会损伤新生儿的神经系统和心脏，并使肌肉松弛，排尿量

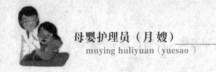

增加，导致新生儿消化不良，睡觉不稳，经常爱哭闹。

在哺乳期间偶尔品尝一点还是可以的，但不宜经常食用，若产妇经常食用，母婴护理员则要耐心劝解。

（七）忌刚生产完就节食减肥

刚生产完就开始迫不及待地节食。这种做法不仅损害产妇自身的健康，不利于身体康复，而且也不能保证为新生儿提供足够的母乳。

产妇所增体重大多是脂肪和水分，如果给新生儿哺乳，增加的脂肪不一定够用，还需动用身体里原来储存的脂肪。而且节食使产妇不能保证每天吃到各种营养丰富的食物，使身体保持一定的热量，由此不能满足新生儿的营养需要，也不能保证自身的康复。

产后不宜采取节食的方法减肥，特别是哺乳者。如果体重过重，护理员可以辅导其进行锻炼，或者建议其在专业人士指导下进行适宜的健身锻炼。而在饮食上，则多做一些蔬菜，以利于产妇身体恢复。

（八）忌吃硬、咸、生冷食物

产妇在产后身体虚弱，活动量较小，吃硬食容易造成消化不良；咸食中含盐较多，容易引起产妇体内水钠潴留，造成浮肿；夏季坐月子，产妇产后过早食用冰淇淋、冰镇饮料和过凉的拌菜等，不仅会影响牙齿和消化功能，还容易损伤脾胃，不利于恶露排出。

正确的做法是不要为产妇提供过硬、过凉的饮食和咸食。当然，也不可完全忌盐，产后排汗、排尿增多，体内盐分流失增多，需要摄取适量的盐，所以在菜和汤里还是要加适量的盐，但以清淡为宜。

（九）忌产后服用鹿茸

鹿茸具有补肾壮阳、益精养血之功效，对于子宫虚冷、不孕等妇科阳虚病症具有较好的作用。但产妇在产后容易阴虚亏损、阴血不足、阳气偏旺，如果服用鹿茸会导致阳气更旺、阴气更损。

所以，在饮食方面，千万要注意不要为产妇准备鹿茸。有的老人会认为产妇身体虚弱，在鸡汤、骨头汤中加一些鹿茸，护理员一定要劝阻，告知他们其中的道理，同时，劝产妇在中医指导下服用一些适宜的药膳或保健品调理体质。

五、月子餐制作

月子餐的制作主要分为3个步骤：制作前的准备工作→制作→制作后处理。

（一）制作前的准备工作

1.制定月子餐菜谱

产妇在坐月子期间，除了要补充足够的营养促进产后体力的恢复外，还要哺喂新生儿，因此需要均衡的营养素、多量的汤汁、多样化的主食、丰富的水果蔬菜，总计大约每日3 000大卡的热量。由于产妇不定时哺乳，还需要每日增加就餐的次数，一般为每日6餐。

根据以上原则，每日分为早、中、晚3次主餐和上午10点、下午3点、晚上8点3次加餐。每天1～2杯牛奶，2～3个鸡蛋。中、晚餐一荤菜、一素菜、一汤，加餐可选择小点心、水果等，早餐和晚上加餐可以选择各种粥和馄饨等，每天的主食可以多种变化。母婴护理员可以按照以上原则，并根据产妇的口味制定月子餐的食谱。

月子餐食谱举例

1.第一周（产后1～7天）

早餐空腹：生化汤100毫升（一杯分3次喝）。

早餐：麻油猪肝、薏仁饭。

10点：红豆汤。

午餐空腹：生化汤100毫升（一杯分3次喝）。

午餐：麻油猪肝、薏仁饭。

3点：糯米粥。

晚餐空腹：生化汤100毫升（一杯分3次喝）。

晚餐：素炖品。

晚上点心：红豆汤。

禁忌食物：生冷食物、魔芋、白萝卜、咸菜、腌渍白菜、梅干、味噌汤、茶、啤酒、醋、红花油、猪油、牛油。

2.第二周（8～14天）

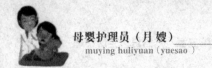

早餐：麻油腰子、蔬菜、糯米粥、薏仁饭、杜仲粉5克。

10点：红豆汤。

午餐：麻油腰子、蔬菜、薏仁饭、杜仲粉5克。

3点：油饭。

晚餐：鱼汤、素炖品、杜仲粉5克。

晚上点心：红豆汤。

禁忌食物：生冷食物、魔芋、白萝卜、咸菜、腌渍白菜、梅干、味噌汤、茶、啤酒、果汁。

3.第三周至第四周（15～30天或40天）

早餐：麻油鸡、糯米粥、薏仁饭、水果一份。

10点：红豆汤。

午餐：麻油鸡、蔬菜、水果一份。

3点：花生猪蹄或素炖品。

晚餐：鱼汤或素炖品、蔬菜、薏仁饭。

晚上点心：油饭。

禁忌食物：生冷食物、魔芋、白萝卜、咸菜、腌渍白菜、梅干、味噌汤。

2.采购

要选择没有农药污染的绿色蔬菜、水果，在正规商场里购买经过检疫的肉类。

（二）制作

月子餐制作要掌握以下几个原则：

（1）处理生菜和熟食的菜板、刀具、抹布要分开。

（2）煲汤主料乌鸡、排骨等可以凉水下锅，微火慢煮，以保持营养成分。

（3）炒菜时应注意色、香、味俱全，既有营养又能使产妇享受到就餐的快乐。

（4）营养搭配要均衡，不宜让产妇天天都吃大鱼大肉，这样会使产妇因摄入热量太多而迅速发胖。在保证营养的同时，应适当准备些蔬菜和水果。

（三）制作后处理

（1）将使用过的炊具清洗干净放回原处。

（2）将灶台、灶具周围清理干净，清扫地面并用墩布擦干净。

（3）在产妇就餐后收拾好餐具，清洗干净，并将可以保留的汤菜加保鲜膜放在冰箱中。

六、不同体质产妇的饮食注意事项

不同体质产妇的饮食也有所不同，母婴护理员在照顾产妇饮食的时候，要注意观察产妇的体质情况，并据此提供个性化的服务。

（一）寒性体质

1.寒性体质产妇的特性

面色苍白，怕冷或四肢冰冷，口淡不渴，大便稀软，频尿、量多色淡，痰清，涕清稀，舌苔白，易感冒。

2.适用食物

这种体质的产妇肠胃虚寒、气血循环不良，应吃较为温补的食物，如麻油鸡、烧酒鸡、四物汤、四物鸡或十全大补汤等，原则上不能太油，以免引起腹泻。食用温补的食物或药补可促进血液循环，达到气血双补的目的，而且筋骨较不易扭伤，腰背也不易酸痛。

3.忌食食物

忌食寒凉蔬果，如西瓜、木瓜、葡萄柚、柚子、梨、杨桃、橘子、番茄、香瓜、哈密瓜等。

4.宜食食物

荔枝、龙眼、苹果、草莓、樱桃、葡萄。

（二）热性体质

1.热性体质产妇的特性

面红目赤，怕热，四肢或手心、足心热，口干或口苦，大便干硬或便秘，痰涕黄稠，尿量少、色黄赤、味臭，舌苔黄或干，舌质红赤，易口破，易长痘疮或痔疮等。

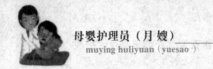
2.适用食物

不宜多吃麻油鸡；煮麻油鸡时，姜及麻油用量要减少，酒也要少用。宜用食物来滋补，如山药鸡、黑糯米、鱼汤、排骨汤等，蔬菜类可选丝瓜、冬瓜、莲藕等，或吃青菜豆腐汤，以降低火气。腰酸的人用炒杜仲25克煮猪腰汤即可。

荔枝、龙眼、苹果等不宜多吃，可以少量吃些柳橙、草莓、樱桃、葡萄。

（三）中性体质

1.中性体质产妇的特性

不热不寒，不特别口干，无特殊常发作之疾病。

2.适用食物

饮食上较容易选择，可以食补与药补交叉进行。如果补了之后口干、口苦或长痘子，就停止药补，吃些较降火的蔬菜，也可喝一小杯不凉的纯柳橙汁或纯葡萄汁。

第二节　产褥期卫生护理

产妇分娩后，身体会发生许多变化，需要一段时间的整修才能使生殖器官及全身（除乳房外）恢复到非孕状态，这种生理变化约需42天才能完成，这段时间称为产褥期。

产妇能否康复如初，产褥期是关键阶段。在这段时期里，一定要注意做好产褥期保健，才能更好地恢复。母婴护理员应仔细观察产褥期产妇的变化，进行卫生指导，并及时发现和处理异常情况。

一、产褥期的检查

分娩后一周内，检查重点包括：

（一）子宫收缩情况

产褥期第一天子宫底为脐平，以后每天下降1～2厘米，产后10～14天降入骨盆，经腹部检查触不到子宫底，检查有无压痛。

（二）恶露的情况

1.恶露的种类

恶露由血液、坏死膜组织及黏液组成。正常的恶露有些血腥味，但是不臭，总量大约为500～1 000毫升。一般情况下，恶露大约在产后3周左右就干净了。

（1）红色恶露（血性恶露）。产后第一周，恶露的量较多，颜色鲜红，含有大量的血液、小血块和坏死的蜕膜组织，称为红色恶露。红色恶露约持续3～7天。

（2）浆液恶露。1周以后至半个月内，色淡红，含少量血液，较多的是坏死的蜕膜、宫颈黏液、阴道分泌物及细菌，使得恶露变为浅红色的浆液，此时的恶露称为浆液恶露。

（3）白色恶露。半个月以后至3周以内，色较白，黏稠，含大量白细胞、坏死蜕膜、表皮细胞和细菌。白色恶露可持续两三周。

2.恶露的观察

要注意观察（或辅导产妇自己观察）产妇的恶露情况是否正常，尤其是要注意恶露的质与量、颜色与气味的变化，可以估计子宫恢复的快慢，有无异常。

在产褥期，产后子宫的重量将从1 000克减少到50～60克，体积也不断缩小，6周后恢复到孕前大小。子宫复旧好坏，可以从子宫底下降和恶露情况来估计。有的产妇恶露淋漓不断，到"满月"时还有较多的血性分泌物，有臭味，产妇觉得下腹部痛、腰酸；产后6周检查时，子宫还没有恢复到正常大小，质地软，有压痛等，都是子宫复旧不全的表现。

有些恶露属于异常情况，应当引起注意：

（1）如果产后2周，恶露仍然为血性、量多、伴有恶臭味，有时排出烂肉样物，或者胎膜样物，子宫复旧很差，这时应考虑子宫内可能残留有胎盘或胎膜，随时有可能出现大出血的危险，应立即去医院诊治。

（2）产后发生产褥感染时，会引起子宫内膜炎或子宫肌炎。这时，产妇有发热、下腹疼痛、恶露增多并有臭味等症状，而且恶露的颜色也不是正常的血性或浆液性，而呈混浊、污秽的土褐色。

（三）腹部、会阴伤口愈合情况

检查伤口有无渗血、血肿及感染情况，发现异常应让产妇及时到医院诊疗。

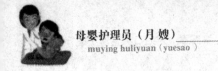
（四）全身情况

了解一般情况，包括精神、睡眠、饮食及大、小便等。

1.测血压

发现产后血压升高，应叮嘱产妇的家属不要让其生气、激动，并求助医生，按照医生的建议来照顾产妇。

2.测体温

产妇产后24小时内由于分娩疲劳，体温轻度升高，但一般不超过38摄氏度。产后3～4天，因乳房肿胀，体温有时可达39摄氏度，持续数小时，最多不超过12小时，如产后体温持续升高，要查明原因并与产褥感染鉴别。

3.测脉搏

由于胎盘循环停止、循环血量变少，加之产褥期卧床休息，产妇脉搏较慢但规律，一般为每分钟60～70次。

4.测呼吸

因产后腹压减低、膈肌下降、呼吸深且慢，约为每分钟14～16次。当产妇体温升高，呼吸和脉搏均加快时，应注意心肺的听诊，如有异常应及时报告。

5.产后排尿功能的检查

剖腹产、滞产的产妇要特别注意排尿功能是否通畅，预防尿路感染，指导产妇多饮水。

（五）乳房的检查

检查乳头有无皲裂，乳腺管是否通畅，乳房有无红肿、硬结，乳汁的分泌量是否正常。

二、产褥期外阴的清洁卫生

（一）清洗会阴

每日清洗一次会阴，产后恶露、分泌物等若不及时清洗，容易上行感染，引起妇科炎症。清洗会阴时，先将不锈钢或瓷质容器、纯棉毛巾用开水煮烫，洗净手，准备适量温水（可加适量高锰酸钾），用流水的方法冲洗，洗后用毛巾揩干。

（二）保持会阴部清洁，预防感染

用消毒会阴垫，保持会阴部清洁，预防感染。如伤口肿胀疼痛，可用95%的乙醇或50%硫酸镁溶液纱布湿热敷，还可用0.01%～0.02%高锰酸钾水坐浴。

三、指导产妇洗头

一般产后一周就可以洗头。月子里只要健康状况允许，则可以洗头、梳头，但需要注意以下几点：

（1）洗头时可用指腹按摩头皮，避免受冷气吹袭。

（2）洗头时的水温要适宜，不要过凉，最好保持在37摄氏度左右。

（3）一般产后头发较油，也容易掉头发，不要使用太刺激的洗发用品。

（4）洗头后及时把头发擦干，再用干毛巾包一下，避免湿头发水分挥发时带走大量的热量，使头皮血管在受到冷刺激后骤然收缩，引起头痛。

（5）洗完头后，在头发未干时不要结辫，也不可马上睡觉，避免湿邪侵入体内，引起头痛和脖子痛。

（6）梳理头发最好用木梳，避免产生静电刺激头皮。

四、指导产妇刷牙

（一）刷牙前要用温水将牙刷泡软

每天早上和临睡前各刷一次。用餐后要漱口，如能用药液漱口最理想。饭后漱口和晚上刷牙后就不要再吃东西了，特别是不要吃甜食。若有吃宵夜的习惯，宵夜后再刷一次牙。产妇一定要养成天天刷牙的好习惯。

（二）产后3天内最好用指刷法

指刷有活血通络，坚齿固牙，避免牙齿松动的作用。

具体操作方法：将右手食指洗净，或用干净纱布缠住食指，再将牙膏挤于指头上，犹如使用牙刷一样来回上下揩拭，然后用食指按摩牙龈数遍。

（三）刷牙的方法

不能用力太大，要用竖刷法，上牙应从上往下刷，下牙从下往上刷，咬合面上下来回刷，而且里外都要刷到，这样才能保持牙齿的清洁。

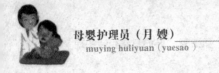

（四）药液含漱

用药液漱口。如用陈皮6克、细辛1克，加沸水浸泡，待温后去渣含漱，能治口臭及牙龈肿痛。

五、指导产妇洗脚

每天晚上睡觉前洗脚，温水泡脚2～3分钟，轻搓脚底及趾缝，洗后揩干，特别是趾缝更要揩干。及时修剪趾甲，穿袜时，袜子不要太紧，以免影响血液循环。

六、指导产妇洗澡

产妇很容易出汗，特别是睡觉时和醒来时，往往会大汗淋漓，内衣浸透。由于汗腺分泌过多，极易污染皮肤，加之产后抵抗力较弱，皮肤上沾染的细菌很容易繁殖生长，侵入肌肤，引起皮肤炎症。因此，产妇应经常洗澡和擦澡，保持皮肤清洁卫生。

（一）洗澡开始时间及频率

如果产妇会阴部无伤口及切口，夏天在产后2～3天、冬天在产后5～7天即可淋浴。夏季应每日沐浴，春秋冬季应3～5天沐浴一次。

（二）洗澡要求

（1）产后洗澡讲究"冬防寒、夏防暑、春秋防风"。在夏天，浴室温度保持常温即可，天冷时浴室宜暖和、避风。洗澡水温宜保持在35～37摄氏度，夏天也不可用较凉的水冲澡，以免恶露排出不畅，引起腹痛及日后月经不调、身痛等。冬天浴室温度也不宜过高，这样易使浴室里弥漫大量水蒸气，导致缺氧，使本来就较虚弱的产妇站立不稳。

（2）最好淋浴（可在家人帮助下），不适宜盆浴，以免脏水进入阴道引起感染。如果产妇身体较虚弱，不能站立洗淋浴，可采取擦浴。

擦澡的方法：用烧开的水及米酒水各半，加入10毫升的药用酒精及10克的盐，掺和成擦澡水，用毛巾蘸湿、扭干，替产妇擦拭肚子及流汗的地方，早上、中午、晚上各擦一次，若冬天非常寒冷时，则擦一次即可。擦拭干净后还要抹上不带凉性的痱子粉，肚子上如果绑了腹带，腹带也要适时地更换。

（3）产后体虚，洗浴时间应控制在 20 分钟以内，洗浴过程中如有不适，立即停止，最好有家人陪伴身旁。

　　（4）产后出汗较多，每日浴后应更换内衣。洗后尽快将身体上的水擦去，及时穿上御寒的衣服后再走出浴室，避免身体着凉或被风吹着。

　　（5）出浴后，头发及时用毛巾擦干，不要用吹风机吹头发，梳理后用干毛巾包裹，卧床休息。

　　（6）如果会阴伤口大或撕裂伤严重、腹部有刀口，须等待伤口愈合再洗淋浴，可先进行擦浴。

相关知识：

产后洗澡药物

产后宜用药水洗澡，下面列出几种洗澡药物，供选用。

1.桃皮柳枝方

桃树白皮150克，柳枝250克，用水洗净，煎水去渣洗浴。

用法：先用清水洗净身上尘垢，再用药水遍体擦洗，若皮肤长疮疖者，宜先浸泡片刻再擦洗，洗毕，擦干即可，切忌用水清洗。

功效：香身避秽，通利血脉，防风寒。

2.黄芪防风方

黄芪100克，防风50克，用水洗净，煎水去渣洗浴。

用法：同上方。

功效：实毛窍，固腠理，防风寒，止汗。产后汗多最宜。

3.竹叶桃白皮方

竹叶250克，桃树白皮150克，用水洗净，煎水去渣洗浴。

用法：同上方。

功效：香身除秽，通利血脉。治热疖疮毒，皮肤不健康者宜用。

4.艾叶菖蒲方

陈艾150克，菖蒲100克，用水洗净，煎水去渣洗浴。

用法：同上方。

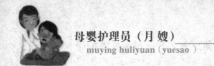
功效：芳香避秽，解毒杀虫，温暖肌肤，防风寒。温毒疮疖、疱疹最宜。

5.防风生姜方

防风50克，生姜50克，捶破，用水洗净，煎水去渣洗浴。

用法：同上方。

功效：通利血脉，防风寒，暖肌肤，祛风除湿。尤宜于风寒湿痹、肌肉关节疼痛。

第三节　产后常见症状的预防与护理

一、尿潴留

（一）症状

产后6小时不能自主排尿，小腹胀满，称尿潴留。多见于初产妇或产程较长的产妇。

（二）预防

在产后4～6小时内，无论有无尿意，应让产妇主动排尿。

可在产后短时间内让产妇多吃些带汤饮食，多喝红糖水，使膀胱迅速充盈，以此来强化尿意。

（三）发生后的护理

（1）不习惯卧位排尿的产妇，可以坐起来或下床小便。

（2）用温开水洗外阴部或热水熏外阴部，以解除尿道括约肌痉挛，诱导排尿反射。也可用持缓的流水声诱导排尿。

（3）在耻骨联合上方的膀胱部位，用热水袋外敷，以改善膀胱的血液循环，消除水肿。

如果使用以上方法后产妇仍不排尿，则要让医生处理。

二、尿失禁

生育后，产妇盆底组织松弛，耻骨尾骨肌群张力降低，咳嗽或用力时由于腹内压升高压迫膀胱引起尿失禁。

（1）产后在身体尚未复原之前，不宜过早地剧烈运动或用力过度，如提重物。

（2）尽量避免感冒，因感冒一般会导致咳嗽，咳嗽可引起尿失禁。产妇一旦感冒应及早治疗。

（3）进行缩肛锻炼，即做收缩肛门的动作，每日 30 次左右。

（4）做憋尿动作。每天有意憋尿两次，每次 10 分钟。

三、褥汗

在产后最初几天，产妇总是出汗较多，特别是在睡眠时和初睡时，常见产妇衣服、被子都被汗水浸湿，医学上将此种生理现象称为褥汗。产后多汗并非病态，也不是身体虚弱的表现，一般数日内自行好转，不需特殊处理。但要注意以下几点：

（1）出汗后避免受凉伤风。

（2）内衣要经常换洗。

（3）更衣前用毛巾擦干身上的汗液，保持皮肤清洁卫生。

四、会阴疼痛

（1）用 95%酒精纱布湿敷或用 50%硫酸镁热敷或用红外线灯泡（无红外线灯泡也可用高瓦数的普通灯泡）光照，每日 2 次，每次 20 ～ 30 分钟，有利于消肿，减轻疼痛。

（2）如果会阴伤口疼痛且局部红肿、触痛、皮肤温度升高，属伤口感染征象，须用抗生素控制感染。

（3）缝线拆除后，会阴疼痛会减轻，若伤口硬而疼痛，可以用氦氖激光照射；恶露基本排干净时，可用高锰酸钾溶液或阴道洗剂坐浴，每日 2 次，每次 15 分钟，有利于消肿，促使硬结软化，消肿解痛。

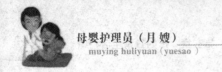

第四节　产后疾病预防与护理

产妇分娩后，身体可能会出现各种症状，母婴护理员要严密观察，配合医生和护士，做好产妇的身体护理。产妇常出现的生理现象有疲劳、下腹包块、产后腹痛、恶露排出、汗多和尿多等，这些都属于正常现象，几天或几周后会自然消失。如果感觉不正常，要随时找医生处理。

由于产妇在妊娠期和分娩时消耗大量体力，分娩时子宫内胎盘剥离的地方留下创口，宫颈口还没有完全闭合，会阴及阴道也有不同程度的损伤，极易感染疾病。另外，此时产妇的体质较弱，很容易感染疾病。因此母婴护理员要做好产妇的疾病预防工作。

一、预防子宫伤口感染

自然分娩、剖腹产或侧切都会有伤口，要注意保护好伤口，保持伤口的干爽清洁，保持会阴的干爽清洁。

（1）母婴护理员可以协助产妇用 1∶5000 高锰酸钾溶液擦洗会阴，擦洗时应由内向外，由上至下，每天两次，直至缝线拆掉。

（2）应每日检查会阴部伤口是否有红肿、压痛、分泌物等感染现象。有会阴水肿者，可用 50% 硫酸镁溶液或 95% 酒精纱布外敷。如果伤口有红肿、裂开、流血水、流脓，或产妇有发烧现象，最好尽快就医。

（3）要求产妇勤换内裤，洗浴时采用淋浴方式，不可盆浴，以免上行感染。

 特别提示

生产后会阴伤口疼痛是正常的现象，依个人体质而有程度上的差异。一般在产后 1～2 周内疼痛会逐渐减轻，但是若产妇的伤口疼痛有越来越严重的情况，则要建议其就医检查有无伤口感染。

二、产褥热的预防与护理

产褥热是由于产后致病菌侵入生殖器官而引起的疾病，医学上叫产褥感染，是产妇在产褥期易患的比较严重的疾病。通常发生在产后24小时到产后10天。

（一）引起产褥热的原因

引起产褥感染的主要病原菌为葡萄球菌、链球菌、大肠杆菌、肺炎双球菌等。

致病细菌的来源可能有以下几方面：接生人员的双手或接生器械消毒不严；妊娠末期阴道有炎症；产程过长，肛门或阴道检查次数过多；产妇的衣服被褥不清洁，或用未消毒的纸或布作会阴垫。

（二）产褥热的表现

产褥感染开始时，常常先在创伤部位发生炎症，如外阴或阴道裂伤感染，可出现红肿和热痛的局部炎性反应，却很少有全身性反应。如果感染发生在子宫，则可能引起子宫内膜炎或子宫肌炎。此时除有下腹痛外，体温可升高至38摄氏度左右，恶露增多且有臭味，如果治疗及时，且身体抵抗力强，感染可局限于该部位，并且逐渐消退。如果细菌毒性大，身体抵抗力弱或治疗不及时，可出现寒战、高热，体温高达40摄氏度，有时下腹部痛并不明显，恶露量不多，也无臭味。如果炎症进一步蔓延到子宫旁组织，则可形成脓肿，可有发热腹痛。如果炎症蔓延至腹膜，则可引起腹膜炎，这时除寒战高烧外，脉搏增快和腹痛加剧并伴有腹胀。若是病菌侵入血液，可发生菌血症或败血症，这时体温变化很大，而且出现全身中毒症状，情况严重，如不及时治疗，则可危及生命。

发生产褥感染后，如果治疗不彻底，急性感染可以变成慢性，盆腔内可遗留慢性炎症，如器官粘连或输卵管阻塞等。

（三）产褥热的预防

产褥热的预防措施如下表所示：

产褥热的预防措施

序号	措施	具体要求
1	保证充足休息	产妇一定要多休息。感觉身体不适的话，尽量把婴儿交给家人照顾，产妇应专心休息，这样才能加速体力恢复

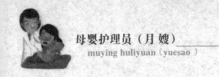

续表

序号	措施	具体要求
2	保证充足水分	有些产妇因为坐月子的禁忌而不愿意多喝水，但对于已经发生产褥热或是排尿不畅的产妇而言，水分的补充是非常重要的，产妇最好每天补充足够的水分
3	保持清洁卫生	应注意恶露的排出及勤换卫生棉垫和内裤，产妇如厕后以温水冲洗会阴部，以减少感染发生
4	保持伤口干燥	如果是剖腹产，那么在产后8～10天后产妇才可以开始淋浴。之前可先以毛巾擦拭身体，以减少伤口发炎的可能。平时伤口应该随时保持干燥清洁。如果是顺产，睡觉时尽量不要朝有会阴切口的一侧睡，以免恶露污染伤口
5	适度营养	产后营养很重要，但要讲究摄取适度，这样才有助于产妇的体力恢复及增加抵抗力，进而减少发炎情况，降低产褥热的发生概率
6	避免性生活	产妇产后6周内不宜有性生活，通常建议等产后复诊后，由医师诊断身体已复原，然后再恢复性生活

（四）发生产褥热的护理

（1）一旦发生，勿滥用退热剂，应去医院诊治。

（2）如果已经发生产褥热，应进食一些高蛋白、高热量、高维生素饮食。

（3）一定要遵照医师指示按时用药。用药时间要足够，不要任意停药，或是自行服用退烧药，否则很容易引起其他并发症。产后10天内还需要定期测量体温，随时留意身体状况。

三、产后感冒的预防与护理

（一）感冒的预防

产妇分娩后10天内，一般出汗较多，因为通过排汗可以排出体内积蓄的废物，这是正常的生理现象。但因出汗过多，毛孔张开，易受风寒而引起感冒及咳嗽，这对产后恢复健康是不利的，还会致病，留下病根。因此，要注意以下几个方面：

（1）居室要通风，但要避免直接吹风，无论冬夏都要适当开窗，通风换气，保持室内空气新鲜。

（2）冬天将室温控制在 22 ～ 26 摄氏度，夏季高温时，为避免中暑，室内开空调的温度应控制在 28 摄氏度左右。最好保持恒温，切忌忽冷忽热。

（3）产妇出汗后要用干毛巾擦汗，不要冷敷。

（4）在坐月子期间，产妇穿衣要适当，过多或过少都不宜。被子也要盖得适当，一会儿盖一会儿又不盖容易受寒。

 特别提示

> 　　如果家中有人患了感冒，应立即采取隔离措施，房间里还应及时用食醋熏蒸法进行空气消毒，每立方米空间用食醋5～10毫升，加水将食醋稀释2～3倍，关紧门窗，加热使食醋在空气中逐渐蒸发掉。

（二）感冒不发高烧的护理

感冒但不发高烧时，要注意以下几点：

（1）产妇需多喝水，吃清淡易消化的食物，服用感冒冲剂、板蓝根冲剂等药物。

（2）尽可能地安排产妇多睡眠、多休息。

（3）为产妇配备口罩，要求其戴口罩给孩子喂奶。

（三）感冒伴有高烧的护理

（1）如果产妇感冒伴有高烧，不能很好地进食，身体十分不适，则要送其到医院治疗。

（2）高烧期间可暂停母乳喂养 1 ～ 2 日，停止喂养期间，护理员要协助产妇把乳汁吸出，以保持以后能继续母乳喂养。

（3）产妇要多饮水和新鲜果汁，吃清淡易消化的食物，休息好，这样，病情常常能更快地好转。

四、产妇中暑的预防与处理

（一）中暑的预防

（1）居室要保持清洁，打开门窗，让空气流通，可在床上铺凉席，使用扇子，

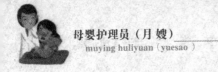
千万不要用电风扇直吹。

（2）衣着应宽大凉爽。产妇最好选择真丝或棉织的衣料做贴身的衣裤，衣着宜宽松，胸罩和腰带不宜束缚过紧。如果是夏天分娩的产妇，切忌用布包额头，也不能身穿长衣、长裤和袜子。

（3）在个人的卫生方面，分娩一周后，应每天都要用温开水擦洗身体，健康状况较佳时可采用淋浴。

（4）合理调配饮食。为了保证产妇和新生儿的营养，产妇在夏天要保持食欲，多吃新鲜蔬菜，如黄瓜、西红柿、扁豆、冬瓜等；多吃新鲜豆制品，常吃用鸡肉丝、猪肉丝、鸡蛋、紫菜、香菇做的汤，经常变换菜肴样式。另外，要注意少吃油腻的食物。产妇下肢若无明显浮肿可喝一些含盐的饮料，以补充出汗损失的盐分。

（二）发生中暑的处理

当产妇发生产褥中暑应迅速降温，积极防止休克。方法是：

（1）开窗通风、降低周围环境温度（室内洒些凉水，放冰块降温等），到通风较好的凉爽处休息（注意不要对着风口）。

（2）解开衣服，多饮些淡盐水或服十滴水、仁丹、解暑片、藿香正气水等，短时间内即可好转。

（3）如果体温超过 40 摄氏度，说胡话、昏迷、呕吐、血压下降，应让其侧卧、头向后仰，保证呼吸道畅通。在呼叫救护车或通知急救中心的同时，可用湿毛巾或用 30%～50% 的酒精擦浴前胸、后背等处。

五、产后便秘的防范与调理

（一）产后便秘的原因

（1）由于妊娠晚期子宫长大，腹直肌和盆底肌被膨胀的子宫胀松，甚至部分肌纤维断裂，产后腹肌和盆底肌肉松弛，收缩无力，腹压减弱，加之产妇体质虚弱，不能依靠腹压来协助排便，解大便自然变得困难。

（2）产妇在产后几天内多因卧床休息，活动减少，影响肠蠕动，不易排便。

（3）产妇在产后几天内的饮食单调，往往缺乏纤维素食物，尤其缺少粗纤维的摄入，这就减少了对消化道的刺激作用，也使肠蠕动减弱，影响排便。

（二）产妇便秘的防范

（1）产妇在分娩后，应适当地活动，不能长时间卧床。产后前两天应勤翻身，吃饭时应坐起来。产后两天应下床活动。

（2）在饮食上，要多喝汤、多饮水。

✓多吃纤维多的食品，如山芋、粗粮、芹菜等。

✓多吃水分多的食品，如雪梨等富含水分的水果。

✓多吃能够促进肠蠕动的食品，如蜂蜜、香蕉、芋头、苹果等。

✓多吃富含有机酸的食品，如酸奶有帮助消化与通便的功能，可常饮用。

✓多吃含脂肪酸的食品，如花生米、松仁、黑芝麻、瓜子仁等。

（3）平时应保持精神愉快、心情舒畅，避免不良的精神刺激，因为不良情绪可使胃酸分泌量下降，肠胃蠕动减慢。

（三）已患便秘的调理

调理原则是以补血、养阴、润肠为主，尽量采用食疗，多吃易消化的食物，适当吃青菜及粗纤维的食物。

以下介绍几种预防及治疗便秘的食谱，供参考：

（1）芹菜茭白汤：取新鲜茭白100克，旱芹菜50克，水煎服，每日一剂，可辅助治疗便秘。

（2）油菜汁：取洗净的新鲜油菜捣绞取汁，每次饮1小杯，每日饮用2～3次，可辅助治疗便秘。

（3）茼蒿汤：取新鲜茼蒿250克，做菜或做汤吃，每日一次，连续吃7～10天，可辅助治疗便秘。

（4）韭菜粥：韭菜50克，粳米50克，将韭菜洗净切碎，同粳米共同放入锅中，加水煮粥，可治疗便秘。

（5）荸荠粥：荸荠250克，糯米100克，白糖100克，荸荠去皮、切丁，糯米淘洗干净，将荸荠、糯米入锅中，加水适量，煮成粥，待熟时加入白糖稍炖即成，早、晚餐服食，对治疗便秘有一定效果。

（6）黄豆皮汁：黄豆皮200克，煎水，加入蜂蜜适量，分次服饮，对便秘有一定治疗作用。

（7）蜂蜜芝麻糊：蜂蜜180克，黑芝麻30克研碎，调和蒸熟，每天食用2次。

（8）红薯粥：将红薯500克，洗净削去外皮，切成块放在锅内，加水适量，煎

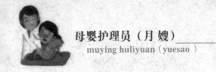

至熟烂，再加少量白糖调味，临睡前食用。

（9）牛奶加蜂蜜：牛奶加少量蜂蜜煮沸，加葱汁数滴，每日早晚空腹服。

六、急性乳腺炎的护理

（一）急性乳腺炎的症状

急性乳腺炎是指乳腺组织的急性化脓性感染，多发生于初产妇，由于乳腺皲裂，乳腺导管开口阻塞，引起乳汁淤积所致。产后6周内发病最多见，一侧或双侧面同时发病。本病起病急，初起乳房肿胀、疼痛，皮肤不红或微红，继之局部硬结渐增大，疼痛加剧，伴发热，如不及时治疗，常转化或脓肿，病后可影响乳腺分泌而造成无乳。

（二）急性乳腺炎的预防

1.避免乳汁淤积

（1）培养产妇定时哺乳、婴儿不含乳头睡觉等良好的哺乳习惯。

（2）每次哺乳时尽量让婴儿吸净。

（3）如有淤积，应及时用吸乳器吸出乳汁，或用手指顺乳头方向轻轻按摩，加压揉推，使乳汁流向开口，并用吸乳器吸乳，以吸通阻塞的乳腺管口，吸通后应尽量排空乳汁。

（4）哺乳后应清洗乳头。

2.防止乳头破损

在妊娠后期，每日用温水擦洗乳头；用手指按摩乳头，并用75%酒精擦拭乳头，使乳头表皮坚韧不易破损。

3.保持乳头清洁，防止细菌侵入

（1）妊娠期应经常用肥皂水及温水清洗乳头。

（2）妊娠后期每日清洗。

（3）哺乳前后应清洗乳头，并应注意婴儿口腔卫生。

（4）如有乳头破损，应停止哺乳。

（5）定期排空乳汁，局部涂抗生素软膏，待伤口愈合后再哺乳。

（三）急性乳腺炎症发生的护理

1.一般护理

（1）适当休息，注意个人卫生。

（2）饮食宜清淡，少吃荤食，忌辛辣。

（3）选用合适的乳罩托起肿大的乳房，以减轻疼痛，有利于血液循环，控制炎症发展。

（4）本病与心情不畅也有关系，要劝导病人解除烦恼，消除不良情绪，注意精神调理。

2．专业护理

（1）中药外敷。取芒硝100克，研细，加入面粉调成糊剂，贴敷于患侧乳房局部，可减轻乳房疼痛。

（2）消除乳汁淤积。可用吸乳器抽吸，或用手、梳子背沿乳管方向加压按摩，使乳管通畅。

（3）局部热敷。每次20～30分钟，每天3～4次，促进血液循环，利于炎症消散。

七、产后抑郁症的护理

产后抑郁症是女性在分娩早期出现的哭泣、忧郁、烦闷、不安、易疲乏、伴有焦虑等情绪障碍，多在产后3天内出现，持续一周左右。50%的人产后都会有一定抑郁期，有10%的人会发展为严重的持续时间较长的产后抑郁症，还有0.1%可能会患上产后精神错乱。

（一）产后抑郁症的表现

（1）情绪方面，常感到心情压抑、沮丧，行为表现为孤独、不愿见人或常伤心流泪，甚至焦虑、恐惧、易怒，每到夜间加重。

（2）自我评价降低，自暴自弃、自责、自罪，或表现对身边的人充满敌意、有戒心，与家人、丈夫关系不协调。

（3）创造性思维受损，行为上反应迟钝，注意力难以集中。

（4）对生活缺乏信心，觉得生活无意义，出现厌食、睡眠障碍、易疲倦、性欲减退，还可能伴有一些躯体症状，如头昏、头痛、恶心、便秘、泌乳减少等，病情严重者甚至感到绝望。

产后抑郁症不仅影响产妇健康，对婴儿也有影响，所以对产后抑郁症应给予重视。首先，应加强对孕妇围产期的保健，帮助她们在生理和心理上做好准备。

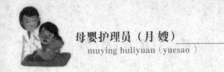

对存在高危因素的孕产妇，要给予充分重视，协助调整好其心理状态，减轻可能存在的心理压力。

（二）产后抑郁症的护理

母婴护理员着重做好以下6个方面。

（1）避免在精神上刺激产妇，多与产妇聊天，尽量顺着产妇意愿，耐心倾听其诉说，并讲一些令产妇愉快的事情。

（2）尽可能将事情做得完善，让产妇放心，同时帮助指导产妇与新生儿多接触，交流学做妈妈的经验，以减少产妇的不稳定情绪。

（3）与产妇家人沟通，讲清产后抑郁症的因果和可能出现的问题，让家人多关心、照顾产妇，为产妇营造一个和谐、美好的家庭氛围。

（4）若产妇病情较重，应请专业医生给予治疗。

（5）教产妇做腹式呼吸。腹式呼吸方法很简单，一开始早晨、晚上坐在床上各练习一次，每次 10 分钟即可。

首先，让产妇调整姿势，直至感到舒适、平衡。呼吸时应该采用"腹式呼吸"，才能带来放松的效果，也就是吸气时腹部鼓起，呼气时让腹部缩回，而且胸部尽量不要有明显起伏。

其次，让产妇注意呼吸节奏，并且逐渐调慢到大约15秒一次的频率。然后，细心聆听自己的心跳，感受由此带来的宁静与祥和。

最后，让产妇在心里反复暗示自己："让我的手心温暖起来。"

（6）食疗。产后忧郁与生理变化造成的营养失衡也有关系，如果锰、镁、铁、维生素B_6、维生素B_2等营养素摄取不足，就会影响到精神状态。

粗粮、全麦、麦芽、核桃、花生、马铃薯、大豆、葵花子、新鲜绿叶蔬菜、海产品、蘑菇及动物肝脏等食物，含有以上多种缓解紧张和忧虑的营养素，多吃一点有一定作用。以下列举几种利于缓解产生抑郁症的菜品。

小炒虾仁

原料：鲜虾仁50克，西芹250克，白果仁、杏仁、百合各50克，生粉1小匙，盐、油、味精适量（根据产妇口味确定用量）。

做法：

1.西芹切段或片，与白果仁、杏仁、百合等一同焯水。

2.虾仁上浆，并放在油锅里过一下。

3.虾仁取出后与西芹等一同炒制即成。

营养及功用：多种配料与虾仁一起炒，让菜品的营养变得更丰富。这道鲜脆、爽口、色彩靓丽的菜肴，会让产妇得到营养的同时，心情也变得愉快起来。

香菇豆腐

原料：水发香菇75克、豆腐300克、生粉1小匙、糖10克、酱油20毫升、味精1克、胡椒粉0.5克、料酒8毫升。

做法：

1.豆腐切成长3.5厘米、宽2.5厘米、厚0.5厘米的长方条，香菇去蒂洗净。

2.用炒锅烧热油，逐步下豆腐，用文火煎至一面稍硬呈金黄色。

3.加入料酒，下入香菇，加入所有调味品后加水，用旺火收汁、勾芡，翻动后出锅。

营养及功用：香菇富含锌、硒、维生素B，加之豆腐中的蛋白质和钙，使这道菜的营养十分丰富，有助于孕产妇摆脱郁闷心情。

桃仁鸡丁

原料：鸡肉100克、核桃仁25克、黄瓜25克、生粉1小匙，葱、姜及各种调味料。

做法：

1.鸡肉切成丁，用调味料上浆；黄瓜切丁，葱、姜切好备用；核桃仁去皮炸熟。

2.炒锅上火加油，将鸡丁滑熟，捞出控油。

3.原锅留底油上火，煸葱、姜至有香味，下主辅料与调味品，然后放核桃仁，最后勾芡装盘即成。

营养及功用：核桃仁含有多种营养素，且有抗抑郁作用；核桃仁生食口感发涩，但做成熟菜就会变成鲜香风味，与鸡肉和黄瓜搭配起来营养更丰富。

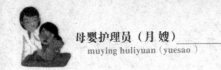

第五节　产褥期保健指导

一、产褥期体操指导

（一）产褥期体操的作用

（1）可弥补产妇在产褥期活动的不足。

（2）促进腹壁和盆底肌肉张力的加强，防止产后尿失禁，膀胱、直肠膨出和子宫脱垂等。

（3）促进血液循环，预防血栓性静脉炎。

（4）促进肠蠕动，增进食欲及预防便秘。

（二）开始时间

产褥期体操应根据产妇的具体情况，逐渐增加，循序渐进。正常产妇一般在产后第二天开始，剖腹产一般在产后第五天开始，每1～2天增加一节，每节做8～16次。

（三）常见运动

（1）深呼吸运动：仰卧，慢慢深吸气，收腹部，然后慢慢呼气。

（2）缩肛运动：仰卧，两臂直放于身旁，进行缩肛与放松动作。

（3）伸腿运动：仰卧，两臂直放于身旁，两腿轮流上举和并举，与身体成直角。

（4）腹背运动：仰卧，髋与臀放松，双腿分开稍屈，脚底放在床上，尽力抬高臀部和背部。

（5）仰卧起坐：可使子宫腹部肌肉收缩，产后第4天开始做。仰卧，双膝屈曲，脚平放于床上，双手抱头，用力坐起，使头接触膝部或手掌向脚尖接触，停留片刻，恢复原状。

（6）腰部运动：跪姿，双膝分开，肩肘垂直，双手平放床上，腰部进行左右旋转动作。

（7）全身运动：跪姿，双臂支撑于床上，左右腿交替向背后高举。

（四）产后恢复操图解

让许多产妇最感到苦恼的问题莫过于身材变形。身材的恢复对于要返回职场的女性来说尤为重要，以下介绍一套产后恢复操，月嫂学会后，可指导产妇练习。

（1）躺下时，双手置于身体两侧，肩部放松，小腹收紧，骨盆与地板平行。感觉腹部好像放着一个茶壶。

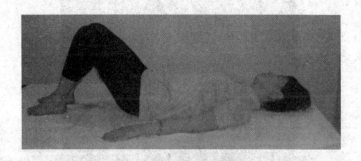

（2）鼻子轻轻地吸气，同时下颏向下微微收紧。只要有一点点角度就可以了。此时必须注意肩部要保持紧张，不能抬起。

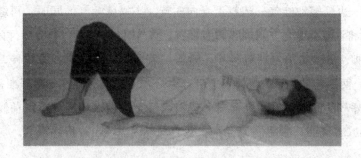

（3）呼气的同时，将上身连同肩部一起抬起，背部着地。手尽量向正前方伸，眼睛盯着膝部附近，用力收缩腹部肌肉。要是感觉吃力，可事先在头下垫一个2厘米厚的垫子。

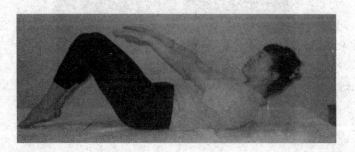

（4）背部肌肉伸展开，盘腿端坐，注意背部不要弯曲。收紧腹部，手掌向下，两手向两侧平伸，深吸气。

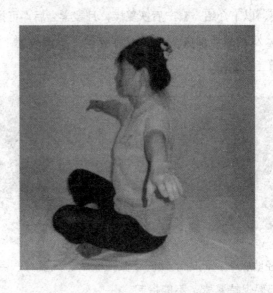

（5）一边轻轻地吐气一边将上身向左转。小幅度吐气的同时，再继续将上身左转3次，将注意力集中于腹部两侧的肌肉。吸气时，返回上一个动作，再反向转身。

（6）脚、膝盖分开与骨盆同宽，端坐。头顶尽可能向正上方拉伸，将后背的筋骨展开。两手前伸平举，与地板平行，掌心向下。充分吸气，做好准备。

（7）呼气的同时，在保持腰部不动的情况下，仅仅让上身微微前倾。背部骨骼呈较缓的C形弯曲。脚跟向后用力，双手向前用力伸出。再深吸气。

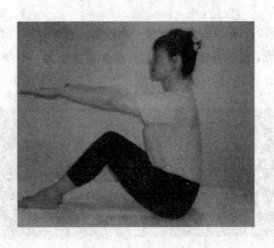

（8）一边吐气一边将两脚跟分开，上身向后倾倒。骨骼按照骨盆、腰椎、背骨的顺序依次着地。手向正前方伸出，感觉到脚快要离地时，边吸气边还原到上一个动作。

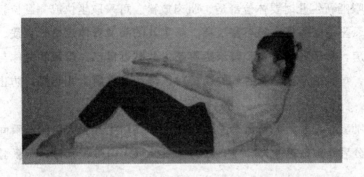

（五）做产后体操的注意事项

（1）做产后体操时，必须得到医生、助产士的许可，在身体条件许可时进行，并应得到医护人员的指导帮助。

（2）应从轻微的运动开始，逐渐加大运动量，以配合体力的恢复。

（3）身体状况不好时，如发烧时，不要做操。

（4）吃饭后不要马上做操。

（5）做操前应排尿、排便。

（6）剖腹产术后的产妇，应从拆线后才开始做操。阴道和会阴切开或有裂伤的产妇，伤口恢复以前，应避免进行促使盆底肌肉恢复的动作。

（7）做操以身体不过度疲劳为限。

（8）腹直肌分离的人，上腹带后再做。

（9）锻炼应该持之以恒，每天坚持方可有效。

（10）室内空气要新鲜，心情要愉快。室内温度适宜，以轻装进行锻炼为宜。

二、哺乳指导

注意吸吮的含接及喂养姿势是否正确，一般哺乳姿势应是母亲和新生儿体位舒适；母乳哺喂的次数可不固定，应按需哺乳，多少不限，原则是饿了就吃。如新生儿睡眠时间过长，要叫醒吃奶，夜间仍要坚持喂奶，因夜间喂奶可刺激乳汁

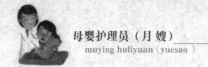

分泌。对乳房有凹陷、损伤、肿胀、硬块等情况，应及时进行哺乳指导，一旦发生乳腺炎应动员产妇到医院就医，同时不能中断母乳喂养。

（一）正确的哺乳姿势

母亲喂哺新生儿时要体位舒适、肌肉放松。可采取坐位或侧卧位，取坐位时两肩放松，坐椅有靠背，但不宜过高。新生儿的头及身体应呈一直线。新生儿的脸对着乳房，鼻子对着乳头。母亲抱着新生儿贴近自己。母亲的身体与新生儿身体相贴近，母亲的脸应与新生儿的脸相对，母亲看着新生儿吃奶，防止新生儿鼻部受压。

开始哺乳前，用乳头刺激新生儿面颊部，当新生儿张大口的一瞬间，母亲将乳头和部分乳晕放入新生儿口内，这样新生儿可大口吮吸乳汁，刺激乳头，促进乳汁分泌。

在挤奶时，将大拇指和食指放在乳晕上下方，用大拇指和食指的内侧向胸壁处挤压。挤压时要有节奏，并在乳晕周围反复转动手指位置。

母亲不能只托着新生儿的头部还应托其臀部。新生儿吃奶时要将乳头及大部分乳晕含到口中。如果只含乳头，易发生乳头皲裂。如果母亲喂奶时感到乳头痛，要及时纠正新生儿的含接姿势。

（二）哺乳时间及方法

正常产妇产后半小时即可开始哺乳，这样可刺激乳房，使乳汁早期分泌。在哺乳前，产妇应先洗手，然后将乳头和乳晕清洗干净。如乳头污垢不易洗净，不应强擦，以免擦破皮肤引起感染，应先用棉棒蘸植物油浸湿乳头，使污垢软化，用肥皂水和热水清洗干净，再用洁净的软毛巾擦干后哺乳。

新生儿一般在出生后6～12小时吃奶，因为新生儿体内还储存着从母体得来的营养，出生后要逐步适应体外的环境。新生儿常整日憨睡，还不急于吃奶，这时可喂5%糖水或葡萄糖水，以补充体液。也有的新生儿适应出生后的环境较快，产后不久即可吃奶。初次喂奶不可太多，一般隔2～3小时一次，两次喂奶中间喂少量的葡萄糖水。

母乳在新生儿胃里停留的时间为3～4小时，要等第一次吃的奶消化完再喂第二次。每侧乳房至少喂5分钟。

交替喂两侧乳房，每次排空乳房，可增加乳汁分泌量。

特别提示

　　若产妇乳房胀疼或出现硬结，应告诉产妇这是由于乳汁分泌旺盛不能及时排空所致，可采用局部热敷并用吸奶器将乳汁吸出，直至硬结消散为止。

（三）乳头内陷的应对

　　乳头形态因人而异，有的产妇乳头扁平或内陷，会增加初期哺乳的困难。新生儿因一时含不住乳头，吸吮不到乳汁而大声哭闹、手足乱蹬，新妈妈碰到这种情况通常会着急。这时，母婴护理员一定要安慰她，并告诉她应对的方法：

　　（1）喂奶时可先用手指轻轻按摩一下乳头，使其凸出一点。

　　（2）最有效的办法是先用手将胀满的乳房中的乳汁挤掉一些，使得乳晕区变得比较柔软，再用拇指和食指将乳晕区压成扁平形态，使乳头凸出，这样，新生儿就容易吸吮了。

（四）乳头皲裂的应对

　　开始喂奶的前几天，有些产妇会觉得乳头有些刺激，持续几秒后就会消失，这是正常现象。但如果感觉乳头疼痛始终不退，并逐渐加重，说明乳头上可能有裂口，乳头是人体敏感的部位，一旦出现裂口，会感觉非常疼痛。

　　1.症状

　　乳头表面有大小不等的裂口和溃疡，或皮肤糜烂。有时沿着乳头基部发生裂痕很深的环状裂口，使乳头几乎从乳晕上脱落下来；哺乳时，疼痛难忍，宛如刀割。裂口中分泌物干燥则结成黄色痂皮，发生干燥性疼痛。严重时乳头可部分断裂，垂直的皲裂能使乳头分成两瓣。致病菌可由乳头皲裂处进入乳房组织内，引起急性乳腺炎等乳房疾病。

　　2.发病原因

　　（1）由于乳头内陷、扁平等乳头畸形，造成吸吮困难。

　　（2）喂奶不当，哺乳时间过长。

　　（3）哺乳期乳头皮肤柔嫩，不耐婴儿唾液浸渍和吸吮，或婴儿咬破乳头。

　　（4）婴儿高热或麻疹时吮乳，乳头被病毒感染。

（5）乳汁分泌过多，乳头皮肤长期浸渍，可引起乳头糜烂或湿疹。

上述诸多原因均可引起乳头破损、糜烂及皲裂。

3.预防乳头皲裂的方法

（1）不要在新生儿特别饥饿时喂哺。

（2）注意正确的喂哺姿势。

（3）经常按摩乳房，刺激喷奶反射。

（4）喂哺时，一定要把大部分乳晕塞到新生儿口中。

（5）每次哺乳之后将乳头晾干后挤几滴奶均匀地涂在乳头上，可起到保护乳头的作用。

（6）不能使用肥皂清洗乳头。

（7）哺乳完毕后切勿从新生儿口里强拉出乳头，可用手指轻压新生儿下巴，阻止新生儿吸奶后再轻轻退出乳头。

（8）产妇应穿宽松的棉制品内衣并戴胸罩，胸罩潮湿应及时更换。

4.已经发生乳头皲裂的正确处理方法

（1）要保持局部卫生，用玻璃罩、橡皮乳头或消毒纱布保护乳头，可减轻疼痛。

（2）内衣保持干燥，勤换洗，防止被乳汁浸渍。

（3）哺乳前用温开水清洗乳头，哺乳后局部涂用10%鱼肝油。

（4）乳头皲裂严重时，暂时停止哺乳24～48小时，将乳汁挤出或吸出再喂婴儿，从而减轻炎症的发展，促进裂口愈合。

（5）对长久不愈的伤口，可用少许25%硝酸银轻涂患处，再用生理盐水洗净，促其早日痊愈。

（6）中医治疗：可去看中医，然后按照中医的要求煎药服用。

上述方法均有助于保护乳头或促使乳头破损皮肤的愈合。

5.乳头皲裂如何哺乳

（1）哺乳前应用湿热毛巾敷乳房和乳头3～5分钟，同时按摩乳房以刺激泌乳，并应先挤出少量乳汁使乳晕变软再开始哺乳。

（2）损伤轻的一侧先哺，以减轻婴儿对另一侧乳房的吸吮力。哺乳体位应交替，如一次为卧位，下一次则应改为坐位。

（3）哺乳应每隔2～2.5小时1次，每次10～15分钟。

（4）停止哺乳时，可轻压婴儿下颌，温和地中断吸吮。

（5）平时损伤部位可涂少许乳汁、凡士林或其他洁净油脂保护皮肤，但忌用含硼酸的药水或软膏，以免引起婴儿中毒。

（6）若疼痛剧烈，可暂停哺乳24小时，将乳汁按时挤出用小匙喂婴儿。

（五）如何判断母乳是否充足

（1）产妇有下奶感。

（2）哺乳后乳房松软、舒适。

（3）新生儿吃奶时能听到吞咽声。

（4）新生儿吃奶后安静、满足。

（5）新生儿体重每天增长18～30克。

（6）记录新生儿大小便次数：24小时大便2～4次（或以上）、小便4～6次（或以上）；尤以小便重要，大便如果次数不多，但量比较多且不干燥也属正常。

（六）乳房肿胀和乳腺管阻塞

1.产生原因

当乳腺不断分泌乳汁时，如遇到乳腺管不够通畅，乳汁不能及时排出而淤积在乳房内，使乳房充盈、硬结、胀痛，有时在乳房部可摸到大小不等的硬块，甚至伴有体温升高症状。它最早可能发生在分娩后24～48小时内，以后也可发生，一般1～2天内会逐渐消失。但如果处理不当，乳汁淤积形成硬块不消散，又加上细菌从乳头进入而繁殖，就会发展成乳腺炎。

2.治疗方法

（1）尽早开奶，促进乳汁流畅，按需哺乳。

（2）哺乳前热敷乳房，疏通乳房（按摩乳房或洗热水澡，刺激按摩背部），要柔和地按摩。

（3）婴儿吸吮姿势正确，正确的喂奶体位可以吸出较多的乳汁（即有效吸吮），不会损伤乳头。

（4）喂奶后冷敷乳房以减轻水肿；用宽大的胸罩把乳房托起，可用如意金黄散外敷。

（5）必要时服用中药，散结通乳。

（七）乳腺炎

1.发生原因

发生乳腺炎的主要原因是乳腺导管不通畅，乳汁淤积，从而引起细菌侵袭导致感染。

2.应对方法

（1）当乳房肿胀、乳核形成时，仍可让婴儿继续吃奶，因为婴儿用力吸吮可以起到疏通乳腺导管的作用。每次喂奶时，应先吸患侧。

（2）如果炎症很厉害，甚至发生脓肿时，可暂停哺乳，应将乳汁挤出或用吸奶器吸出，经消毒后仍可喂给婴儿。

（3）在选择使用抗生素时，一定要选用那些不经乳汁排泄，对婴儿无害的药。

相关知识：

挤乳步骤

1.准备哺乳工具

吸奶器（或者不用）、奶瓶、乳垫、奶瓶保温盒、干净纱布（清洁奶头用）。

2.挤乳动作

彻底将手洗干净，采用舒服的姿势并放松身心，轻柔地按摩乳房或在乳房上敷一条温热的毛巾，均有助于乳汁的流出。采用正确的挤乳姿势乳房不会疼痛，如果疼痛，则表示动作有误，需要重新调整大拇指与食指的位置。

（1）将容器靠近乳房，拇指在上，其余4指在下面托住乳房，手握成C形。将拇指和食指及中指放在乳头后方约2.5～4厘米处。挤压的区域是以乳头为中心，半径约3厘米的区域。

（2）做有规律的挤放动作，指腹向乳头方向滚动，同时将手指的压力从中指移动到食指，将乳汁推挤出来。挤压时避免手指压得太深或太用力，以免阻塞输乳管。不要挤压乳头，因为挤压或拉乳头并不会促使奶水流出。

（3）将手指放在正确的位置，并有节奏地重复按压、推挤的动作。隔一段时间，转换位置挤压。避免用摩擦或滑动的方式，以免造成皮肤红肿。刚开始不会有奶水流出，但挤压几次后，奶水会慢慢滴出。

当催产素反射渐渐开始活跃，乳汁就会很容易挤出。如果使用吸奶器，则按照说明书操作即可。

（八）催乳

有的产妇奶水不够，母婴护理员须为其制作催乳食物（参见附录3），同时，还要教会产妇做催乳按摩操，具体的步骤和方法为：

1．寻找乳房的底根部

将右手的四指放在乳房底部胸骨处，四指触摸胸骨处，可感觉胸骨上有一厚2～3厘米的薄薄的如喷射状的肉块。触摸时如果感觉这一肉块连在胸骨上，则说明乳房的血液循环可能不太好。用四指轻轻按住这一肉块，慢慢地移动它，感觉就像要把它从胸骨上剥离开来一样，这样的动作反复多次，可以促进乳房的血液循环。

2．横向剥离

用右手的指尖部像握球那样握住乳房，左手的拇指从外面抵住底根部后，用力晃动左肘。

要点：右手不动，通过晃动左手来使乳房动起来。

3．斜向剥离

右手自下向上做类似捧的动作，将乳房从底根部托起，左手从外面抵住右手。往左手的小手指背部一边用力，一边晃动臂肘。

要点：放低臂肘的位置。

4．向上剥离

右手抵住乳房的正下方，左手从外侧抵住，往左手的小手指根部用力，并往垂直方向上提。

要点：不是把乳房向上剥离，而是运动乳房的底根部。充分运动乳房的底根部会促进血液循环。

如果奶水不够，做这个按摩是相当有效的。按摩时用力的仅仅是支撑着底部的外侧的手指。做完以后，乳房会变得轻松。如果母乳很充足可不做此项按摩。

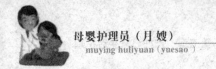

三、乳房护理指导

（一）产后乳房护理要点

1.清洁与清洗

每天以蘸水棉球或婴儿油清洁乳房，但应避免使用皂碱，因为它会将一些涂擦在乳房上保护皮肤的油脂洗掉。切勿用力擦干，轻轻拍干即可。每次哺乳前、后都需要清洁，在穿上胸罩之前最好先让乳房晾干，并记住在每次哺乳前洗手以预防感染。

2.胀奶的处理

一般产后3~4天乳房中会充满乳汁，使乳房变大、变重，触摸时会觉得乳房很柔软很温暖，即俗称的胀奶。胀奶通常只持续1~2天，但非常不舒服且可能复发。缓解胀奶的办法是人工挤奶或喂宝宝吃奶。此外，以热水浸泡、热敷乳房，或轻缓地朝乳头处按摩也可以。在喂乳期间胀奶的情形随时可能复发，尤其是乳房未适当排空，或错过一次哺乳时特别容易发生。

3.正确选择乳罩

由于乳房的大小及重量均增加，因此应穿着合身舒适的棉质乳罩。每天应更换干净的内衣，如果使用胸垫来防止乳汁渗出沾湿衣服，应避免选购有塑胶边或支撑的胸垫。每次喂奶后或湿透时即应更换胸垫。

（二）产妇乳房护理禁忌

1.忌戴不合适的乳罩

忌戴不合适的乳罩，或干脆不戴乳罩。选择合适的乳罩是保护乳房的必要措施，要选择型号适中的乳罩，应做到以下3点：

（1）戴乳罩不可有压迫感，即乳罩不可太小，应该选择能覆盖住乳房所有外沿的型号为宜。

（2）乳罩的肩带不宜太松或太紧，应有一定的弹性。

（3）乳罩凸出部分间距适中，不可距离过远或过近。另外要选用纯棉材料的乳罩，不宜选用化纤织物。

2.忌受强力挤压

乳房受外力挤压，有两大弊端：一是乳房内部软组织易受到挫伤，或使内部引起增生等；二是受外力挤压后，较易改变外部形状，使上耸的双乳下塌、下垂等。避免用力挤压乳房应注意两点：

（1）睡姿要正确。产后的睡姿以仰卧为佳，尽量不要长期向一个方向侧卧，这样不仅易挤压乳房，也容易引起双侧乳房发育不平衡。

（2）夫妻同房时，应尽量避免男方用力挤压乳房，否则会成内部疾患。

3. 洗浴要得法

忌用过冷或过热的浴水刺激乳房。乳房周围微血管密布，受过热或过冷的浴水刺激对乳房都极为不利，如果选择坐浴或盆浴，更不可在过热或过冷的浴水中长期浸泡。否则，会使乳房软组织松弛，也会引起皮肤干燥。

4. 忌乳头、乳晕部位不清洁

产后乳房的清洁十分重要，长时间不洁净会引起炎症或造成皮肤病。因此，必须经常清洁乳房。哺乳期是乳腺功能的旺盛时期。这个时期最常见的乳房疾病是感染和发炎，要注意乳房的清洁卫生。

5. 忌过度节食

饮食可控制身体脂肪的增减，营养丰富并含有足量动物脂肪和蛋白质的食品，可使身体各部分储存的脂肪丰满。乳房内部组织大部分是脂肪。乳房内脂肪的含量增加了，乳房才能得到正常发育。

6. 忌用手乱揉乳房

喂奶时应将乳房托起，喂完奶，还应用手顺乳腺管的方向按摩，而不应乱揉乳房。

四、产后复查指导

产后35～42天应携婴儿一起去分娩的产科医院进行身体检查，以便及时了解产妇恢复情况及婴儿健康状况，让医生给予及时指导。具体项目为测血压、查血、尿常规，了解哺乳情况，并做妇科检查，观察生殖器官是否已恢复至非孕状态。

作为母婴护理员，须提醒产妇去做这些检查，同时要陪伴在产妇身旁。尤其是带婴儿同去做检查时，要负责照顾好婴儿。

本章习题：

1.月子里的营养食物有哪些？

2.催乳食物有哪些？

3.产妇的饮食有哪些忌讳？

4.制作月子餐有哪些主要步骤？

5.寒性体质的产妇适宜吃哪些食物？

6.如何观察恶露？

7.怎样指导产妇洗头？

8.怎样指导产妇刷牙？

9.怎样指导产妇洗澡？

10.怎样预防子宫伤口感染？

11.怎样预防产妇中暑？

12.产妇产后排尿困难该怎么办？

13.怎样预防产妇患急性乳腺炎？

14.产褥期体操在什么时候开始比较好？

15.产妇乳头皲裂怎样护理？

16.产妇乳房护理有哪些禁忌？

第六章

特殊产妇护理

本章学习目标：

1.了解剖腹产产妇的护理要点，掌握护理的实操方法。

2.了解高龄产妇的护理要求，掌握护理的实操方法。

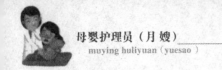

第一节　剖腹产产妇的护理

剖腹产是在分娩过程中，由于产妇或胎儿的原因无法使胎儿自然娩出，而由医生采取的一种剖开腹壁及子宫，取出胎儿及其附属物的过程。由于该手术伤口大、创面广，很容易产生术后并发症。所以，做好术后护理是产妇顺利康复的关键。

一、护理的注意事项

（一）尽早下床活动

孕晚期和产后比较容易出现下肢深静脉血栓，剖腹产的产妇更容易发生此病。引起此病的危险因素包括肥胖、不能早日下床活动、年龄较大、多胎等。临床表现为下肢疼痛、压痛、水肿、心跳及呼吸加速。

剖腹产术后双脚恢复知觉就应该进行肢体活动，所以，母婴护理员应在24小时后协助产妇练习翻身、坐起，并下床慢慢活动，当导尿管拔除后更应多走动，这样不仅能增加胃肠蠕动，还可预防肠粘连及静脉血栓形成等。下床活动前可用束腹带绑住腹部，这样走动时就会减少因震动碰到伤口而引起的疼痛。

（二）及时大小便

一般剖腹产术后第二天，在静脉滴注结束后导尿管会被拔掉，拔掉后3～4小时应提醒产妇排尿，以起到自然冲洗尿路的作用。如果产妇不习惯卧床小便，则可协助其下床去厕所，若再解不出小便，则应告诉医生，直至能畅通排尿为止，否则易引起尿路感染。

剖腹产后，由于伤口疼痛使腹部不敢用力，大小便不能顺利排泄，易造成尿潴留和便秘，如果有痔疮，情况将会变得更加严重，所以手术后，应嘱咐产妇按照平时的习惯及时大小便。

（三）清淡饮食

剖腹产产妇术后6小时内因麻醉药药效尚未消失，全身反应低下，为避免引起呛咳、呕吐等，应暂时禁食，若产妇确实口渴，可间隔一定时间喂少量温水。术后12小时，排气之后，可进食流食，如鸡汤、鸭汤、鱼汤、骨头汤等。进食之前可用少量温水润喉，每次大约50毫升，若有腹胀或呕吐应多下床活动，或者用薄荷油涂抹肚脐周围。第一餐以清淡、简单、少量为宜，如稀饭、清汤。若无任何肠胃不适，则可在下一餐恢复正常的食量，哺喂母乳的妈妈可多食用鱼汤及多喝水。

术后尽量避免摄取容易产气的食物，其他则依个人喜好适量摄取。避免油腻和刺激性的食物，多摄取高蛋白、维生素和矿物质以帮助组织修复。此外多摄取纤维素以促进肠道蠕动，预防便秘。其他饮食可以和自然产产妇的相同。

（四）密切观察恶露

不管是自然产还是剖腹产，产后都应密切观察恶露。剖腹产时，子宫出血比较多，所以应注意阴道出血量，如发现阴道大量出血或卫生棉垫2小时内就湿透，且超过月经量很多时，就应及时通知医护人员。

正常情况下，恶露10天内会从暗红色变为淡黄色，分娩后两周变为白色，4～6周会停止，若超过4周还有暗红色的分泌物或产后两个月恶露量仍很多时，应到医院检查。看子宫恢复是否不佳，或子宫腔内是否残留有胎盘、胎膜，或是否发生合并感染。

（五）保持伤口清洁

要特别注意腹部伤口愈合及护理。腹部伤口分为两种，直切口与横切口。产后第2天，伤口换敷料，检查有无渗血及红肿，一般情况下术后伤口要换药两次，第7天拆线。如为肥胖病人，或患有糖尿病、贫血及其他影响伤口愈合的疾病要延迟拆线。术后如果产妇体温高，而且伤口痛，则要及时检查伤口，发现红肿可用95%的酒精纱布湿敷，每天两次。如果敷后仍无好转，伤口红肿处有波动感，就确认有感染，要及时拆线引流。如果产妇本身存在下列情况，则需特别注意伤口的状况：

（1）产程或破水时间过长。

（2）手术时间过长、术中出血较多。

（3）产妇本身抵抗力差，如患有糖尿病或营养不良。

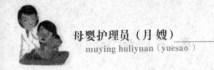
（4）剖腹产之前已有羊膜绒毛膜炎。

（5）其他因素，如腹水、贫血、长期使用类固醇或以前接受过放射治疗等。

此外，产后月经恢复的时候要注意伤口是否疼痛，因为在伤口处易发生子宫内膜异位症，表现为经期时伤口处持续胀痛，甚至出现硬块。一旦出现此类症状，则应及早去医院就诊。

（六）擦浴较安全

剖腹产产妇原则上不要淋浴，若伤口碰到水，要立即消毒，同时盖上消毒纱布。选择擦浴较安全，至少等拆线后再淋浴。

（七）宜取半卧位卧床

剖腹产术后的产妇身体恢复较慢，不能与自然分娩者一样，在产后24小时后就可起床活动。因此，剖腹产者容易发生恶露不易排出的情况，但如果采取半卧位，配合多翻身，就会促使恶露排出，避免恶露淤积在子宫腔内，引起感染而影响子宫复位，也利于子宫切口的愈合。

（八）适当按摩子宫

生产后，在脐下方可以摸到一团硬块，即为子宫。可适当地按摩子宫，增强子宫收缩，避免发生产后大出血。

另外，静脉滴注或口服药中，大多有子宫收缩剂，产妇应按时将药物服完。生化汤也是帮助子宫收缩的汤剂，可于三餐之后服用。一般来说，子宫收缩会有稍微的疼痛感，但都在可以忍受的范围内，倘若服用止痛药后仍疼痛不止，应请医护人员处理。

若出现子宫异常压痛且合并有发烧症状时，可能是子宫内膜发炎。产后子宫细菌感染是剖腹产后最常见的合并症，产程过长、手术时间过长、术前产妇有贫血或术中出血较多，都容易引起感染，因此预防性抗生素治疗就成为减少术后感染的方法。

由于目前抗生素药物种类较多而且药效较明显，所以一些较严重的炎症如骨盆腔脓肿、败血症性休克、盆腔静脉血栓已较少见。

二、剖腹产后的饮食

（一）剖腹产后吃什么

剖腹产的产妇对营养的要求比正常分娩的产妇更高。手术中所需要的麻醉、开腹等治疗手段，对身体造成较大的伤害。因此，剖腹产的产妇在产后恢复会比正常分娩者慢些。剖腹产后因有伤口，同时产后腹内压突然减轻，腹肌松弛、肠蠕动缓慢，易有便秘倾向。产妇在术后12小时，可以喝一点开水，刺激肠蠕动，排气后才可进食；刚开始进食的时候，应选择流质食物，然后由软质食物逐渐过渡到固体食物。

在手术后，可让产妇先喝点萝卜汤，帮助因麻醉而减缓蠕动的胃肠道保持正常运作功能，以肠道排气作为可以开始进食的标志。

萝卜汤的做法

原料：萝卜300克、筒子骨400克、盐1克、姜2克。

做法：

1.将萝卜去外皮，切成块；筒子骨洗净剁碎后放入开水中氽去血水；姜切成片。

2.将上述材料先放入锅内过熟后，倒入煲锅中。先用大火煮半小时，后转文火慢熬1小时。

作用：萝卜汤具有增强肠胃蠕动、促进排气、减少腹胀并使大小便通畅的作用。

注意：只喝汤。

术后第一天，一般以稀粥、米粉、藕粉、果汁、鱼汤、肉汤等流质食物为主，分6～8次进食。

在术后第2天，可吃些稀、软、烂的半流质食物，如肉末、肝泥、鱼肉、蛋羹、烂面、烂饭等，每天吃4～5次，保证摄入量充足。

术后第3天就可以吃普通饮食了，注意补充优质蛋白质、各种维生素和微量元素，可选用主食350～400克、牛奶250～500毫升、肉类150～200克、鸡蛋2～3

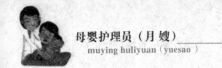
个、蔬菜和水果500～1 000克、植物油30克左右，这样就能有效保证乳母和新生儿的营养充足了。

（二）剖腹产后饮食指导原则

（1）剖腹产后一周内禁食蛋类及牛奶，以免胀气。

（2）避免油腻的食物。

（3）避免吃含深色素的食物，以免疤痕颜色加深。

（4）避免咖啡、茶、辣椒、酒等刺激性食物。

（5）一周后可开始摄入鱼、鲜奶、鸡蛋、肉类等高蛋白质食物，以帮助组织修复。

（6）传统观念认为产妇不宜喝水，否则日后会肚大难消，这时必须多补充膳食纤维，多吃水果、蔬菜，以促肠道蠕动、预防便秘。

（7）因为失血较多，产妇宜多吃含铁质食物补血。

（8）40天内禁食生冷类食物，如大白菜、白萝卜（可煮汤促排气）、西瓜等。

（三）剖腹产后三周补身计划

1.第一周：以清除恶露、促进伤口愈合为主

（1）最初可以用鸡汤、肉汤、鱼汤等汤类进补，但是不可加酒。

（2）猪肝有助于排恶露及补血，是剖腹产产妇最好的固体食物选择。

（3）甜点也可以帮助排除恶露。

（4）子宫收缩不佳的产妇，可以服用酪梨油，帮助平滑肌收缩、改善便秘。

（5）鱼、维生素 C 有助伤口愈合。

（6）药膳食补可选用黄芪、枸杞、红枣等。

2.第二周：以防治腰酸背痛为主

食物部分与第一周相同，药膳部分则改用杜仲。

3.第三周：开始进补

（1）膳食可开始使用酒作辅料。

（2）食物部分与第一周相同，可以增加一些热量，如食用鸡肉、排骨、猪蹄等。

（3）口渴时，可以喝葡萄酒、鱼汤。

（4）药膳食补可用四物、八珍、十全（冬季用）等中药材。

三、剖腹产后母乳喂养姿势

（一）床上坐位喂奶法

产妇取坐位或半坐卧位，在身体的一侧放小棉被或枕头垫到适宜高度，同侧手抱住婴儿，婴儿下肢朝产妇身后，臀部放于垫高处，胸部紧贴产妇胸部，产妇对侧手以C字形托住乳房，让婴儿张大嘴巴含住同侧乳头及大部分乳晕吸吮。

（二）床下坐位喂奶法

将坐椅放于床边，产妇坐于椅上靠近床缘，身体紧靠椅背，以使背部和双肩放松，产妇身体的方向要与床缘成一夹角。将婴儿放在床上，可用棉被或枕头垫到适宜高度，产妇环抱式抱住婴儿哺乳，其他姿势同床上喂奶法。

四、剖腹产后的复原操

应在伤口拆线后指导产妇做复原操。

（一）产后深呼吸运动

（1）产妇仰躺于床上，两手贴着大腿外侧，将体内的气缓缓吐出。

（2）两手往体侧略张开平放，用力吸气。

（3）然后一面吸气，一面将手臂贴着床抬高，与肩呈一直线。

（4）两手继续上抬，至头顶合掌，暂时闭气。

（5）接着，一边呼气，一边把手放在脸上方，做膜拜状姿势。

（6）最后两手慢慢往下滑，手掌互扣尽可能下压，同时呼气，呼完气之后，两只手放开恢复原姿势，反复做5次。

（二）下半身伸展运动

（1）仰躺，两手手掌相扣，放在胸上。

（2）右脚不动，左膝弓起。

（3）将左腿尽可能伸直上抬，之后换右脚，重复做5次。

（三）腹腰运动

（1）产妇平躺在床上，旁边辅助的人用手扶住产妇的颈下方。

（2）辅助者将产妇的头抬起来，此时产妇暂时闭气，再缓缓吐气。

（3）辅助者用力扶起产妇的上半身，产妇在此过程中保持呼气。

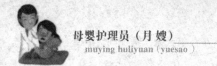
（4）最后，产妇上半身完全坐直，吐气休息，接着再一边吸气，一边慢慢由坐姿恢复到原来的姿势，重复做 5 次。

五、剖腹产后疤痕的养护

疤痕是手术后伤口留下的痕迹，通常呈白色或灰白色，光滑、质地坚硬。大约在手术刀口结疤2~3周后，疤痕开始增生，这个时候，局部会发红、发紫、变硬并突出皮肤表面。疤痕处有新生的神经末梢，但其是杂乱无章的。疤痕增生期大约持续三个月至半年左右，之后纤维组织增生逐渐停止，疤痕也逐渐变平变软。颜色变成暗褐色，这时疤痕就会出现痛痒，尤以刺痒最为明显，特别是在大量出汗或天气变化时常常感到刺痒得难以忍受。夏日，出汗时疤痕被汗液浸湿，汗液中的盐分会刺激疤痕内部的神径末梢，于是就会感觉疼痛和奇痒。当天气变化时由于冷热温差和干湿的变化比平时强烈得多，疤痕内的神径末梢能敏感地感受到这种变化。对此，应告诉产妇不要害怕，疤痕的刺痒会随着时间的延长逐渐自行消失，另外，对于疤痕要小心地养护：

（1）手术后不要过早地揭刀口的痂，过早硬行揭痂会把尚停留在修复阶段的表皮细胞带走，甚至撕脱真皮组织，并刺激伤口出现刺痒。

（2）涂抹一些外用药，如肤轻松、去炎松、地塞米松等用于止痒。

（3）避免阳光照射，防止紫外线刺激形成色素沉着。

（4）改善饮食，多吃水果、鸡蛋、瘦肉、肉皮等富含维生素 C、维生素 E 以及人体必需氨基酸的食物。这些食物能够促进血液循环，改善表皮代谢功能。切忌吃辣椒、葱、蒜等刺激性食物。

（5）保持疤痕处的清洁干燥，及时擦去汗液，不要用手搔抓、用衣服摩擦疤痕等方法止痒，以免加剧局部刺激，促使结缔组织炎性反应，引起进一步刺痒并隆起。

第二节 高龄产妇的护理

高龄产妇经过十月怀胎，身体消耗很大，再加上难以承受分娩所带来的创伤，普遍存在身体恢复慢的问题，许多高龄产妇产后都要经历慢性咳嗽、便秘、糖尿病和抑郁症这四重难关的考验。所以，高龄产妇的产后护理和调养就显得尤为重要。

一、产后42天都要静养

高龄产妇产后要注意静养，不仅是刚生产完头几天要静养，在整个产褥期（产后42天）都要在安静、空气流通的环境中静养，不宜过早负重及操持家务。

高龄产妇中有60%都是剖腹产，手术后的第一天一定要卧床休息。在手术6小时后，应该多翻身，这样可以促进淤血的下排，同时减少感染，防止发生盆腔静脉血栓炎和下肢静脉血栓炎。产妇刚分娩之后，体内的凝血因子一般会增加，以促进子宫收缩和恢复，也能起到止血的作用。但如果总是躺着不动，容易引起血流缓慢，会导致血栓形成，从而造成下肢坏死和盆腔供血障碍。

在手术24小时后，产妇可下床活动，在48小时后，产妇还可以走得更多一些。这样可促进肠蠕动，减少肠粘连、便秘及尿潴留的发生。慢走的时间，要根据产妇的身体状况来进行调整。

二、谨防慢性咳嗽和便秘

对于顺产的高龄产妇来说，一旦出现慢性咳嗽和便秘，一定要及时治疗。原因在于产后盆腔韧带松弛、盆底肌肉受伤，咳嗽时用力，会造成子宫脱垂、膀胱膨出及直肠膨出，严重时甚至会小便失禁，也不利于盆底肌肉的恢复。比较好的办法是坚持做保健操，包括吸气、屏气、缩肛运动。

孕妇孕期体液都会增加，产后部分体液会随着大小便及汗液排出，这时应勤加擦洗。另外，产妇产后出汗较多，易感染病毒及细菌，不仅可淋浴，还应勤洗澡，勤换衣服，勤通风。但高龄产妇产后体质较弱，抵抗力差，洗浴通风的同时要谨防感冒。

三、产后宜温补，不宜大补

高龄产妇产后都很虚弱，一定要吃些补血的食物，但不能吃红参等大补之物，以防虚不受补。比较适合的是桂圆、乌鸡等温补食品。此外，要补充蛋白

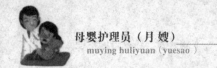

质。蛋白质可以促进伤口愈合，牛奶、鸡蛋、海鲜等动物蛋白和黄豆等植物蛋白都应该多吃。对于所孕新生儿较大的产妇来说，由于子宫增大压迫下肢静脉，容易引起痔疮，所以还应多吃水果和蔬菜。总体说来，产妇的饮食宜清淡可口、易于消化吸收，且富有营养及足够的热量和水分。

四、年龄越大越易产后抑郁

从临床上来看，孕妇年龄越大，产后抑郁症的发病率越高，这可能与产后体内激素变化有关。从很多病例来看，很多产后抑郁症在产前就已有先兆，如常常莫名哭泣、情绪低落等，这时家人一定要多加安慰，安抚产妇情绪。

五、乳房的护理

研究表明，高龄产妇比适龄产妇产后患上乳房疾病的几率高3倍。因此，乳房保健对高龄产妇来说尤其重要。

（一）选择合适的胸罩

（1）选择能覆盖住乳房所有外沿的型号为宜。

（2）肩带不宜太松或太紧，其材料应有一定的弹性。

（3）乳罩凸出部分间距适中，不可距离过大或过小。

（4）选择纯棉的材料。

（5）保证胸罩的干净卫生，洗完以后要把内面暴露在太阳底下晒干。

（二）乳头、乳晕部位也要清洁

每次喂奶以前，要把乳头、乳晕洗干净。另外，要注意正确哺乳，防止乳汁积蓄。

（三）不要强力挤压乳房

（1）睡姿要正确。产后女性的睡姿以仰卧为佳，不要长期向一个方向侧卧，易挤压乳房，也容易引起双侧乳房发育不平衡。

（2）夫妻同房时，应尽量避免男方用力挤压乳房，否则会成内部疾患。

（四）不要过度节食或禁食

高龄产妇极需营养丰富并含有足量动物脂肪和蛋白质的食品，以使身体各部分储存的脂肪增加。乳房内部组织大部分是脂肪。乳房内脂肪的含量增加了，乳房才能得到正常发育。

（五）定期体检

产前要进行体检确定乳房，尤其是乳头的情况，如果有乳头凹陷等问题要及时在医生的指导下进行处理。

产后如果出现乳房红肿、疼痛等情况也要及时就医，以防因乳腺炎影响哺乳。

另外，每月要进行一次乳房自查，每年要到医院用仪器对乳房进行一次检查，这对乳腺疾病，包括乳腺癌等的早发现、早治疗很有好处。

本章习题：

1.剖腹产产妇护理的要点有哪些？

2.剖腹产后产妇吃什么比较好？

3.请为剖腹产产妇制订产后三周补身计划。

4.产后疤痕如何养护？

5.简述高龄产妇护理应注意哪些问题。

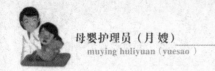
测 试 题 一

一、**判断题**（共15分，每题1.5分。以下各题正确的请在括号中打"√"，错误的打"×"）

（　　）1.洗澡应安排在新生儿吃奶前1~2小时，以免发生吐奶。

（　　）2.为了防止新生儿的指甲抓坏自己的脸，给孩子戴上手套。

（　　）3.给新生儿洗脸的顺序是前额→眼→颊部→嘴角→面部。

（　　）4.母乳喂养的新生儿，每天大便可多达4~6次，正常状况下，大便呈厚糊状，有时稍带绿色。

（　　）5.寒冬季节，为了给新生儿保暖，要尽量将新生儿包紧、捂严。

（　　）6.为保持空气新鲜，新生儿的卧室每天要开窗通风换气2~3次，每次20~30分钟。

（　　）7.新生儿若呛奶，应将其俯卧在抢救者腿上，上身前倾45~60°，利于气管内的奶倒空引流出来。

（　　）8.产妇的饮食应以口味清淡的猪肝料理、山药排骨、豆腐为主。

（　　）9.剖宫产产妇在产后3天就可以开始淋浴。

（　　）10.为了保护婴儿脐部，医护人员往往将婴儿脐部敷上纱布。纱布应该在婴儿出生后12~24小时内去除。

二、**选择题**（20分，每题2分。每题的备选项中，有1个或多个选项符合题意，请将正确选项填入括号中）

1.以下情况（　　）出现通常表示母乳不够吃。

　　A.喂奶时听不到婴儿的吞咽声，婴儿吃奶时间长，并且不好好吸吮乳头，常常会突然放开乳头大哭不止

　　B.母亲常感觉不到乳房胀满，也很少见乳汁往外喷

　　C.哺乳后，婴儿常哭闹不止，入睡不踏实，不久又出现觅食反射

　　D.婴儿大小便次数减少(每日正常应是6次以上)，排便量少

　　E.婴儿体重增长缓慢或停滞

2.给新生儿洗澡的水温应控制在（ ）。

    A.25～30摄氏度　　　　　　　B.35～38摄氏度

    C.38～41摄氏度　　　　　　　D.41～45摄氏度

    E.45摄氏度以上

3.以下食物中（ ）产妇不宜吃。

    A.生冷食物　　　　　　　　　B.浓茶、咖啡、酒精

    C.乌梅、南瓜等　　　　　　　D.雪糕、冰淇淋、冰凉饮料等

    E.鸡汤

4.新生儿颈前或腋下体温正常范围为（ ）。

    A.36～37.5摄氏度　　　　　　B.36～37摄氏度

    C.36.5～37.5摄氏度　　　　　D.35～36.5摄氏度

5.新生儿的小便若是（ ）情况可能尿道有炎症。

    A.小便次数较多，每次尿量少，小便时疼痛哭闹

    B.小便金黄色或橘黄色

    C.小便啤酒色或发红

    D.小便棕黄色或浓茶色

    E.小便放置片刻有白色沉淀

6.新生儿长痱子常见于（ ）等处。

    A.面　　　　　B.颈　　　　　C.背　　　　　D.胸

    E.皮肤皱褶

7.新生儿出生后（ ）内接种卡介苗。

    A.36小时　　　B.48小时　　　C.24小时　　　D.72小时

    E.6小时

8.新生儿如果呕吐或漾奶并伴有（ ）表现时，应引起重视，须请医生检查。

    A.发热或前囟饱满　　　　　　B.便秘或出生后未排出胎便

    C.呕吐物带血或呈黄绿色　　　D.吐泡沫状液体或流涎

    E.腹胀或可见到胃、肠的蠕动波形

9.以下状况（ ）的新生儿适合进行游泳训练。

    A.足月正常分娩的新生儿

    B.早产儿、低体重儿的体重大于2 000克，孕周大于34周无并发症者

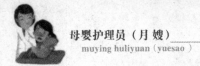

C.脐部感染的新生儿

D.患有癫痫病的婴儿

E.体弱儿，体重小于2 000克、胎龄小于34周的早产儿

10.以下（　　）表现往往提示是新生儿有病的征兆，应引起注意。

A.新生儿出生后48小时内无尿，36小时仍无大便

B.黄疸超过半个月

C.心跳快慢不齐

D.下肢屈曲，拉直时哭闹

E.眼神发直

三、简答题（25分，每题5分）

1.怎样预防新生儿长痱子？

2.婴儿游泳时静仰在水中不动怎么办？

3.新生儿发烧该怎么护理？

4.怎样预防新生儿红臀？

5.怎样预防产褥热？

四、实操题（40分，每题10分）

1.运用书中所述的两种方法折布尿布。

2.制作一份麻油鸡汤。

3.为新生儿测量体重。

4.为新生儿做被动操。

参考答案：

一、判断题

1.√　2.×　3.×　4.√　5.×　6.√　7.√　8.√　9.×　10.√

二、选择题

1.ABCDE　2.C　3.ABCD　4.B　5.A　6.ABCDE　7.C　8.ABCDE　9.AB

10.ABCDE

三、简答题

1.参考本书第二章第五节介绍的方法来答。

2.参考本书第三章第三节介绍的方法来答。

3.参考本书第四章第二节介绍的方法来答。

4.参考本书第四章第二节介绍的方法来答。

5.参考本书第五章第四节介绍的方法来答。

四、实操题

1.参考本书第二章第五节介绍的方法来折。

2.参考本书附录1介绍的方法来做。

3.参考本书第二章第六节介绍的方法来做。

4.参考本书第三章第二节介绍的方法来做。

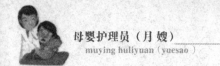

测 试 题 二

一、**判断题**（共15分，每题1.5分。以下各题正确的请在括号中打"√"，错误的打"×"）

（　）1.给新生儿准备洗澡水时应先放冷水再放热水。

（　）2.新生儿的衣服和成人的衣服可以在一起混洗。

（　）3.新生儿睡觉时，枕部褥垫下放一枕头，防止痰液堵在喉部。

（　）4.给新生儿喂药时可用捏鼻的方法使新生儿张嘴。

（　）5.用热水袋(或瓶)给新生儿保暖时，水温不宜超过50摄氏度，且不可直接接触新生儿皮肤。

（　）6.喂完奶后将婴儿放在床上，床头宜高15度，右侧卧30分钟，再平卧。

（　）7.麦乳精营养丰富，产妇应多吃。

（　）8.产妇在产后35～42天应携孩子一起去分娩的产科医院进行身体检查。

（　）9.新生儿睡得很踏实，没必要老是去看他是否一切正常。

（　）10.经常溢奶且护理不当，容易出现严重的后果——窒息，所以，一定要小心护理。

二、**选择题**（20分，每题2分。每题的备选项中，有1个或多个选项符合题意，请将正确选项填入括号中）

1.通常在以下（　）情况时要更换纸尿裤。

　A.在每次喂奶之前或者之后

　B.在每次大便之后

　C.在新生儿睡觉之前

　D.当新生儿醒来时

　E.带新生儿外出之前

2.给婴儿测量体温前，要甩动体温表，使水银柱降到（　）刻度以下。

　A.37摄氏度　　B.34摄氏度　　C.35摄氏度　　D.36摄氏度

　E.38摄氏度

3.以下（   ）属于饥饿性大便。

　　A.大便中有大量泡沫，呈深棕色水样，带有明显酸味

　　B.粪便量少，次数多，呈绿色黏液状

　　C.大便稀，呈黄绿色且带有黏液，有时呈豆腐渣样

　　D.大便恶臭

　　E.大便为淘米水样

4.关于新生儿洗澡说法正确的是（   ）。

　　A.新生儿出生后第2天就可以洗澡了

　　B.可以用成人的洗发水

　　C.洗澡应安排在新生儿吃奶前1～2小时

　　D.给新生儿洗澡的水温应控制在38～41摄氏度

　　E.清洗会阴部时应从前向后清洗

5.以下（   ）是脐炎预防护理措施。

　　A.勤换尿布，防止尿液浸渍脐部

　　B.新生儿脐带未脱落前，洗澡时只能擦浴

　　C.脐带未脱落初期每日用酒精消毒脐根、脐窝及脐周一次，并敷以消毒纱布

　　D.选择质地柔软的衣裤减少局部摩擦

6.以下哭声中（   ）是饥饿的表现。

　　A.哭声较短，声音不高不低，长短均匀，富有节律

　　B.宝宝头向左右转动，张开小嘴左右寻觅，碰到衣物或手指即有较强的吸吮力

　　C.边哭边活动臀部，两脚乱踢乱动

　　D.喂哺后哭声自然停止

　　E.哭声大，面红耳赤，全身出汗，四肢乱蹬乱伸

7.新生儿若满足以下（   ）状况，即使睡眠时间比一般新生儿少一些，也可以认为睡眠是充足的。

　　A.白天活动时精力充沛，不觉疲劳

　　B.食欲好，吃奶津津有味

　　C.在饮食正常的情况下，体重随年龄增长而增加

　　D.白天睡得很香，晚上则精力充沛，不觉疲劳

　　E.吃奶津津有味，但体重不增加

8.新生儿在出生24小时之内要接种（　　）。

A.脊髓灰质炎疫苗　　　　　　　B.卡介苗

C.乙型肝炎疫苗　　　　　　　　D.麻疹疫苗

E.百白破疫苗

9.如果黄疸具备下列情况（　　）之一时，可能是病理性的。

A.在出生后24小时内黄疸即相当明显

B.黄疸遍及全身，呈橙黄色，并在短期内明显加深

C.黄疸一度减退后又加深，或出生后2～3周仍很明显

D.大便颜色淡或呈白色，而尿色深黄

E.全身状况不正常：发热、食欲不佳、精神不好、两眼发呆

10.以下食物中（　　）适合给产妇补血。

A.麻油炒猪心　　　B.大枣猪脚花生汤　　　C.芦笋牛柳　　　D.鲫鱼汤

E.猪蹄汤

三、简答题（25分，每题5分）

1.对新生儿的养护环境有什么要求？

2.在为新生儿做抚触前要做足哪些准备工作？

3.新生儿腹胀怎么处理？

4.怎么给新生儿去乳痂？

5.寒性体质的产妇哪些食物不宜吃？

四、实操题（40分，每题10分）

1.给婴儿换纸尿布。

2.给新生儿洗澡。

3.为产妇制作一份催乳食品（自选）。

4.做一套产后恢复操。

参考答案：

一、判断题

1.√　2.×　3.√　4.×　5.√　6.√　7.×　8.√　9.×　10.√

二、选择题

1.ABCDE 2.C 3.B 4.ACDE 5.ABCD 6.ABD 7.ABC 8.BC
9.ABCDE 10.AB

三、简答题

1.参考本书第二章第二节介绍的方法来答。

2.参考本书第三章第二节介绍的内容来答。

3.参考本书第四章第二节介绍的方法来答。

4.参考本书第二章第六节介绍的方法来答。

5.参考本书第五章第一节介绍的内容来答。

四、实操题

1.参考本书第二章第五节介绍的方法来做。

2.参考本书第二章第六节介绍的方法来做。

3.从本书附录3介绍的菜谱中选择一样来做。

4.参考本书第五章第四节介绍的方法来做。

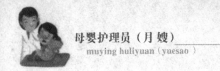

附录1　补充钙质的高钙高汤秘方

1. 猪腿骨汤

材料：猪腿骨2.5千克，鸡骨2千克，烤虾壳1千克，柴鱼片300克，虾皮300克，水8～12千克。

做法：猪腿骨、鸡骨洗净，用沸水烫过。锅内放8～12千克的水，放入所有材料以小火煨煮3小时。过滤残渣后待凉，放冰箱冷藏后，高汤表面会凝结一层油脂，刮除油脂后，可以分装于杯中，储存在冷冻室内。每次烹调食物，取一杯高钙高汤与食物同煮即可。

2. 麻油猪肝汤

材料：猪肝60克，老姜10克。

调味料：麻油1大匙。

做法：老姜切片。猪肝切片后用沸水烫过，然后泡冷水除去血水。锅内放入麻油略微加热，再放老姜爆香，然后倒入猪肝略炒，最后加两碗水（500毫升）煮沸即可（注：猪肝有治疗贫血的功效，想要消除疲劳、恢复体力的人，适合吃猪肝。不过选购猪肝时，要非常注意猪肝的新鲜度。）

3. 大枣炖猪心

材料：红枣6颗，黑枣4颗，枸杞5克，猪心50克。

做法：猪心切片，用沸水汆烫过备用，红枣、黑枣、枸杞洗净，加500毫升水，隔水炖煮约30分钟，再放入汆烫好的猪心再续炖10分钟即可。

说明：猪心具有强心作用，有贫血、手脚容易冰冷等问题的人，可以多吃猪心来改善症状。

4. 四神汤

材料：四神汤料（薏仁30克、莲子30克、芡实20克、茯苓10克）1份，猪肠80克。

调味料：米酒5毫升。

做法：猪肠加面粉和盐搓洗干净，直到没有黏液，放入沸水中汆煮2分钟，再切成小段。四神汤料中加入处理好的猪肠，倒入2碗水，用小火慢慢炖煮到猪肠变软，再倒入5毫升米酒续煮1分钟即可。

说明：猪肠可用排骨替代，四神汤料在中药店、超市、农贸市场等处皆有售。

5.麻油鸡汤

材料：鸡腿肉（去皮）60克，老姜10克。

调味料：麻油1大匙。

做法：老姜切片，鸡腿切块后用沸水汆烫一下，锅内加入麻油，爆香老姜，再放入鸡肉略炒一下，加入2碗水煮至肉熟即可。

特点：麻油鸡十分滋补，产后适合食用。

6.菠菜猪肝汤

材料：菠菜150克，猪肝50克，姜20克，马铃薯淀粉少许。

调味料：麻油3滴，盐1/3小匙。

做法：菠菜洗净切段，再汆烫；猪肝切片，裹上少许马铃薯淀粉后用沸水汆烫；姜切细丝，锅内加适量的水，煮开后放入姜，约煮1分钟再放入菠菜及猪肝。最后加盐调味，再滴上麻油即可起锅。

特点：菠菜的含铁量比一般蔬菜多，能增进红血球生长，具有很好的补血作用。

7.黑豆炖排骨

材料：青仁黑豆20克，排骨80克。

做法：排骨用沸水汆烫，黑豆洗净，在锅内放入黑豆和排骨，再加500毫升的水，隔水炖煮约1个半小时即可。

说明：这道汤不需添加任何调味料，汤汁喝起来十分清香鲜美。

8.山药炖排骨

材料：排骨50克，山药20克，枸杞10克。

做法：排骨洗净，用沸水汆烫。枸杞洗净，山药去皮，切片，锅内加入500毫升的水，再放入所有材料，隔水炖煮1个半小时即可。

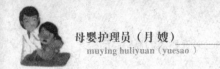

说明：由于排骨会带有血水，所以烹调时不经油炸处理的，都必须汆烫去除血水，这样才能防止汤汁混浊。

9. 黑豆炖素排

材料：素排骨20克，黑豆20克，老姜20克。

做法：黑豆洗净，老姜拍碎，素排骨泡开后挤干水分备用，锅内放入黑豆、姜、米酒及500毫升的水，用小火煮至黑豆软化，再加入素排骨续煮10分钟即可。

说明：黑豆的含铁量比一般豆类高，还有丰富的钙、磷、维生素B_1和B_2，对于体弱的人具有极佳的滋补功能。

10. 当归大枣鸡

材料：当归10克，红枣5颗，鸡腿肉60克。

做法：鸡腿肉洗净、切块，放入沸水中汆烫一下，将当归、红枣、鸡肉放入锅中，再加入400毫升的水，隔水炖煮1小时即可。

说明：炖汤最好是选用土鸡，因为土鸡的肉质结实。但如果要红烧或白切，则适合选用半土鸡。肉鸡肉质软嫩，比较适合用来炒和炸。

11. 莲子肚片汤

材料：莲子20克，猪肚30克。

做法：猪肚洗净、切片，莲子、猪肚加上适量的水，隔水炖煮1个半小时即可。

说明：中国的饮食中有"以类补类"的说法，也就是说吃猪肚有补益胃的功能，在煮之前可用沸水先将猪肚过水一下以去腥味。

12. 莲藕排骨汤

材料：莲藕100克，排骨50克。

调味料：盐1/2匙。

做法：莲藕洗净、切厚片，排骨先用沸水汆烫过，锅内放入莲藕、排骨和600毫升的水，用小火煨煮至软，再加入少许盐调味即可。

说明：莲藕生吃为凉性，经过烹调颜色转为黑褐色时，属性就转为温性，因此莲藕最好煮过再食用。

13. 三丝鱼翅羹

材料：胡萝卜20克，香菇20克，金针菇20克，素鱼翅30克，香菜少许。

调味料：盐1/2匙，白糖1/2匙，乌醋1/2匙，麻油1/2匙，马铃薯淀粉少许。

做法：胡萝卜、香菇切丝，和金针菇一起汆烫，锅内放400毫升的水先煮沸，放入所有材料再次煮沸，接着放入调味料，并用马铃薯淀粉勾芡，最后滴入麻油，加些香菜则风味更佳。

14. 当归羊肉汤

材料：羊肉50克，当归10克，川芎10克，黄芪10克，枸杞5克，姜10克。

做法：羊肉切块，用沸水汆烫过，姜拍碎，中药材洗净，将所有材料放入碗中，加水至八分满，隔水炖煮约1小时即可。

说明：羊肉的热量高于牛肉，铁的含量是猪肉的6倍，能促进血液循环，具有造血的显著功能，是冬令最佳补品。

15. 阿胶排骨汤

材料：阿胶20克，排骨100克。

做法：排骨洗净，放入沸水中汆烫，取出后放入碗中，加适量的水，隔水炖煮约1个半小时，将阿胶加入排骨中，炖煮至阿胶溶化即可食用。

说明：阿胶能够补血，改善血虚、闭经或月经过少等情形，与排骨合用对产后体质虚弱、气血不足者相当有益。

16. 首乌炖排骨

材料：何首乌20克，排骨100克。

做法：何首乌洗净，排骨洗净，以沸水汆烫过，将何首乌和排骨一起放入汤碗内，放入锅内隔水炖煮约1个半小时即可。

说明：何首乌的味道较苦，且带些干涩味，但性质温和，可用来治疗腰酸膝软等症状。

17. 杜仲素腰花

材料：杜仲30克，素腰花30克，老姜10克。

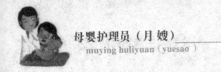

做法：杜仲洗净，先加入500毫升水和姜一起用小火煮至汤汁剩300毫升，素腰花切片，洗净后，用沸水汆烫一下，在煮好的杜仲汤中放入素腰花，然后一起煮开即可。

说明：很多女性都属于虚寒的体质，用杜仲和老姜烹调的料理，可以改善虚冷症状，促进血液循环。

18. 发菜豆腐汤

材料：豆腐1/2块，发菜10克，胡萝卜丝1大匙。

调味料：盐1/2匙，麻油1/2匙。

做法：发菜剪小段，放入清水中浸泡清洗，然后沥干，豆腐、胡萝卜切丝，锅中加500毫升水煮沸，放入豆腐、胡萝卜丝煮3分钟，再放入发菜煮片刻，加盐调味后滴些麻油即可。

说明：发菜含有蛋白质，钙、铁、碘等元素，可以清肠胃、助消化、手术后的病人食用还可以促进伤口愈合。

19. 杜仲排骨汤

材料：杜仲20克，排骨100克，老姜10克。

做法：杜仲洗净，排骨洗净，用沸水汆烫过，老姜切片，将所有材料放入碗内，放入锅内隔水炖煮约1个半小时即可。

说明：排骨常被用来做菜，按其部位的不同，分为小排、子排和肋排三种。小排肉瘦、质厚、口感较硬；子排肉厚、质嫩、稍带肥；肋排肉瘦、质薄、口感嫩。

20. 翡翠豆腐

材料：豆腐半块，菠菜100克。

调味料：盐1/4小匙，胡椒少许，麻油少许。

做法：豆腐切小块，菠菜烫熟后切段，锅内放入适量的水，煮开后放入豆腐、菠菜，续煮1分钟后放入调味料即可。

说明：因为菠菜含有草酸，所以不宜和含钙丰富的食材共同烹煮，否则会形成草酸钙不利钙的吸收，所以和豆腐共煮前，必须先放入沸水中汆烫过。

21.金针炖排骨

材料：金针菜（黄花）20克，排骨50克，姜丝少许。

调味料：盐1/4小匙。

做法：金针菜洗净、泡软、切去老根，排骨用沸水汆烫过，在碗中放入所有材料，隔水炖煮约1个半小时后，加入少许盐调味即完成。

说明：金针菜具有降胆固醇和安神的作用，是最具代表性的健脑食品，对于产后少乳，也具有改善的功效。

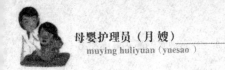

附录2　产后第一周瘦身月子餐

产后第一周是代谢排毒周，主要是排除体内的废血（恶露）、废水、废气及陈旧废物。

1. 生化汤

生化汤是产妇在新生儿一娩出时，立即要喝的"填腹"补品。不论是自然产、剖腹产或是小产，在产后的前七天中，每天都要饮用生化汤。生化汤不但可以活血补虚，更可以提高人体抵抗力，对子宫亦有收缩的作用。

药材（一天份）：当归（全）40克、川芎30克、桃仁（去心）2克、烤老姜2克、炙草（蜜甘草）2克、米酒水1升。

做法：

（1）将药材加入米酒水中，慢火加盖煮1小时左右，约剩200毫升时，将药酒倒出备用。

（2）再次加入米酒水350毫升，和第一次煮法相同，煮到约剩100毫升。

（3）将第一次和第二次的药酒加在一起拌匀，共300毫升。一日内至少分三次以上喝完（可放在保温壶内，当茶喝，一次一口，分数次喝完）。

说明：可在预产期前两个月，以1050毫升的米酒泡药材，产后以上述同样方法煎煮。顺产者连续服用7天；剖腹产者可吃14天。自然产者于产后第一天服用，剖腹产者则需等到排气后方可服用。另外，剖腹产者因有伤口，生化汤一日量至少需分三次以上，少量多次地服用，以免造成子宫收缩太快，使伤口产生轻微的疼痛。

生化汤虽然有补血、祛恶露的效果。但它毕竟是一种药，坐月子期间若吃得过多反而会对子宫造成伤害，所以产后生化汤吃够即可，不要吃得"过多"。

2. 炒猪肝

产后的前7天，要吃不掺水的麻油猪肝，这有助于促进子宫内的污血排出体外。

材料（一天份）：猪肝——体重每10千克需60克（挑选时，选择用手指压下去感觉软厚有弹性、粉色的猪肝），带皮老姜——体重每10千克需6克，纯胡麻油——体重每10千克需6毫升，米酒水——体重每10千克需60毫升。

做法：

（1）猪肝用米酒洗净，切成1厘米厚片。

（2）老姜刷洗干净，连皮一起切成薄片。

（3）将麻油倒入锅内，用大火烧热。

（4）放入老姜，转小火，爆香至姜片的两面均皱起来，呈褐色，但不焦黑。

（5）转大火，放入猪肝快炒至猪肝变色。

（6）加入米酒水煮开，马上将火关上，趁热吃。

说明：炒出来的猪肝和老姜，要尽量连老姜一同吃完，不爱吃太油腻的人，可以将浮在汤上的油捞起来，置于其他容器中，密封后放进冰箱保存，于产妇坐完月子后炒菜、炒饭用。

3. 甜糯米粥

因为糯米有"黏肠子"的功能，产妇可于产后吃些用糯米做成的食物，以增强肠的蠕动力，防止肠胃的下垂，更有预防便秘的效果。但是因为糯米较难消化，一次不可吃太多，否则易造成消化不良或胀气。

材料（三日量）：糯米150克，龙眼肉100克，米酒水2 000毫升，红糖200克。

做法：

（1）将糯米与龙眼肉放入米酒水中，加盖泡8小时。

（2）将已泡过的材料以大火煮沸后，加盖改以小火煮1小时。

（3）熄火，加入红糖搅拌后即可食用。

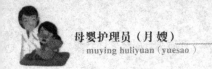

4. 红豆汤

红豆有强心利尿之功效，有水肿、脚气或水分代谢较差的孕妇，应于产后多吃红豆以利尿、强心、去水肿。

材料（三日量）：红豆200克、带皮老姜30克、米酒水3 000毫升、红糖150克。

做法：

（1）将红豆泡入米酒水中，加盖泡8小时。

（2）老姜切丝放入泡好的红豆中，用高压锅大火煮沸后改小火煮25～35分钟。

（3）大约剩1 800毫升时加入红糖。

附录3　产后经常用的催乳妙方

1. 丝瓜鲫鱼汤

材料：活鲫鱼500克，丝瓜200克，黄酒，清水，姜、葱少许。

做法：

（1）将活鲫鱼宰杀洗净，背上切十字花刀。

（2）鲫鱼两面略煎后，烹黄酒，加清水、姜、葱等，小火焖炖20分钟。

（3）丝瓜洗净切片，放入鱼汤中，旺火煮至汤呈乳白色后加盐，3分钟后即可。

该汤具有益气健脾、清热解毒、通调乳汁之功。如根据口味和习惯，将丝瓜换成豆芽或通草，效果也相仿。

2. 清炖乌骨鸡

材料：乌鸡1只，党参15克，黄芪25克，枸杞子15克，葱、姜、盐、酒适量。

做法：乌鸡洗净切碎，与葱、姜、盐、酒等拌匀，上铺党参、黄芪、枸杞子，隔水蒸20分钟即可。

主治产后虚弱，乳汁不足。

3. 芪肝汤

材料：猪肝500克，黄芪60克，黄酒、盐适量。

做法：猪肝切片洗净，加黄芪，放适量水同煮。烧沸后加黄酒、盐等调料，用小火煮30分钟即可。

适宜气血不足之少乳者。

4. 母鸡炖山药

材料：母鸡1只，黄芪30克，党参15克，山药15克，红枣15克，黄酒50克。

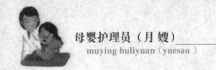

做法：母鸡洗净，将黄芪、党参、山药、红枣，置入鸡肚，在药上浇黄酒，隔水蒸熟。

1～2天内吃完。可用于脾胃虚弱少乳者。

5. 鸡蛋芝麻

材料：鸡蛋2个，芝麻、盐各适量。

做法：

（1）将芝麻洗净，沥干，放入干锅中炒香，与盐混合均匀，碾碎备用。

（2）锅置火上，倒入适量清水，放入鸡蛋煮熟，去壳。

鸡蛋蘸芝麻食用即可。

6. 花生猪骨粥

材料：粳米150克，猪骨300克，花生仁50克，精盐、香油各适量。

做法：

（1）将米淘洗干净。

（2）猪骨洗净并敲成小块，去除骨渣。

（3）花生仁用热水浸泡后剥去外皮。

（4）用猪骨煮汤，再取汤、米、花生仁加适量清水、植物油煮成薄粥，加入精盐、香油调匀即可。